子どもを持つ親が病気になった時に読む本

伝え方・暮らし方・お金のこと

ポーラ・ラウフ、アンナ・ミュリエル 著
慶應義塾大学医学部心理研究グループ 訳

創元社

RAISING AN EMOTIONALLY HEALTHY CHILD
WHEN A PARENT IS SICK

by

Paula K. Rauch, M.D. and Anna C. Muriel, M.D., M.P.H.

Japanese translation rights arranged with
McGraw-Hill Global Education Holdings, LLC.
through Japan UNI Agency, Inc., Tokyo

はじめに

この本を手に取っているあなたは、ご自身か、身近な誰かが大きな病気にかかっていて、お子さんのことを心配しておられるのだと思います。親が病気になっても、お子さんは元気に育てることができますからご安心ください。この本はそのためのガイドです。

親は、さまざまな情報源から子育てを学びます。自分の親から直接学んだ体験の他、友人、親戚、学校・幼稚園・保育園の先生、医療関係者、本、TVなどを参考にします。しかし、そういった子育てに関する情報は、親が健康であることを前提としていることがほとんどです。そのため、病気を抱えた親にとっては、自分たちの悩みや問題について情報が不足していると感じる人が多いのです。

本書は、〝病気を抱えながら子育てをする〟という難題にうまく対応し、子育てへの自信を取り戻すためのアドバイス集です。

病気を抱えた親は、他の親とは生活上の優先事項が違いますし、ストレスが多い生活をしています。（病気を抱えていない）他の親とは、まるで違う世界に暮らしているように感じることも多いものです。他の親が、子どもの部活や受験のことを、まるで命に関わる一大事のように話しているのを聞いて腹が立つこともあるかもしれません。病気を抱えた親にとっては、自分の病気を子どもにどう話せばいいか、あるいは、「ママやパパは死んでしまうの？」と不安になっている子どもにどう寄り添うかなどが大きな心配事です。

親戚や友人は、よかれと思っていろいろなアドバイスをしてくるかもしれませんが、残念ながらあまり適切でない助言も多いものです。どのアドバイスに耳を傾けて、どのアドバイスは気にしないでよいのか、判断に迷うこともあるかもしれません。両親（子どもにとっての祖父母）から「子どもには親の病気を内緒にしておくべきだ」と言われたり、友人から「子どもに一度カウンセリングを受けさせた方がいいのでは？」と勧められた例を私たちはたくさん見てきました。子ども一人ひとりの様子やニーズを考えずに、〝わかったふうの〟素人の体験談に踊らされることは珍しくありません。

操縦桿《そうじゅうかん》を握るパイロットは親御さん自身です。本書のアドバイスは、たくさんの病気の親御さんの子育てを手助けしてきた熟練した副パイロットのようなものです。子育てという航路には悪天候もあるかもしれませんが、あなたのお子さんは必ず〝きちんとした大人〟という目的地にたどり着くことができるでしょう。本書が、安全に、愛情をこめてお子さんに接するためのガイドとなることを願っています。

CONTENTS

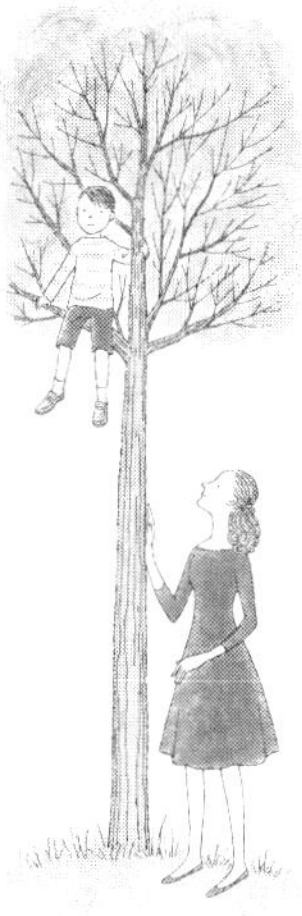

第3章 病気について子どもに話すこと

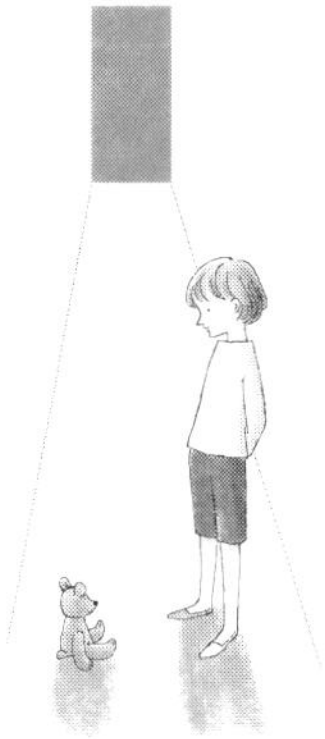

第6章　あなたの症状が子どもに与える影響

第7章　学校からの支援

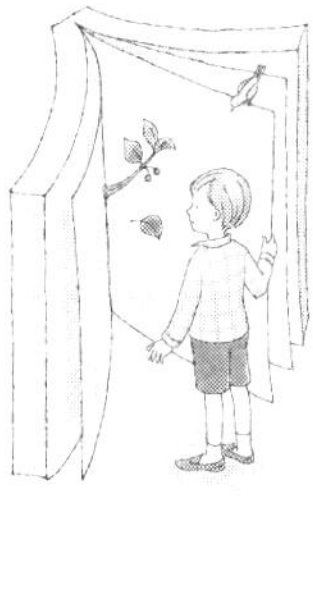

第8章 入院中の面会(お見舞い)について

第9章 経済的なこと、法的手続き

第10章 遺伝子検査
～子どもの視点から～

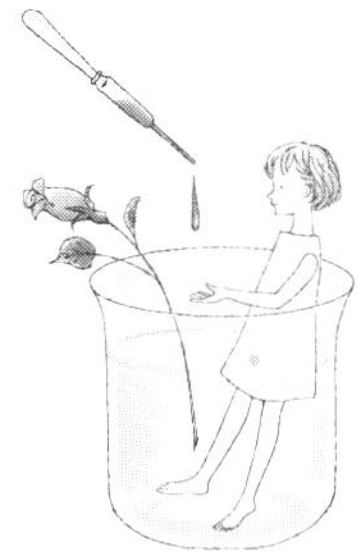

第11章 子どもを心理の専門家に受診させるかどうか

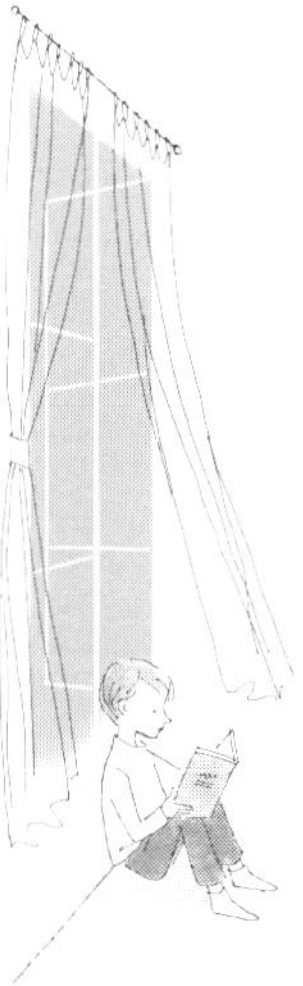

第12章 家族の思い出づくり

第13章 別れの時に向けて決めること

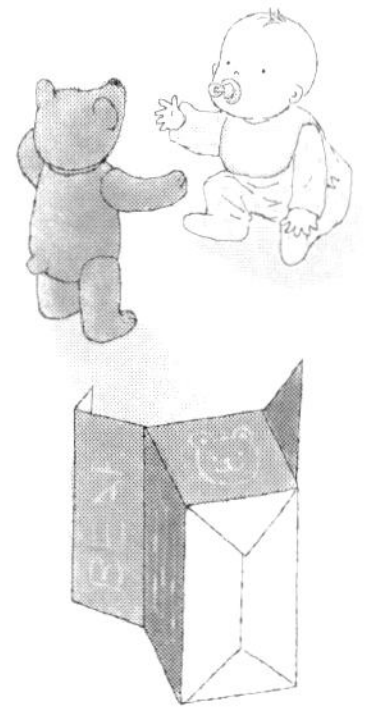

第14章 年代別 子どもは病気をどう理解し、親はどう対応すべきか

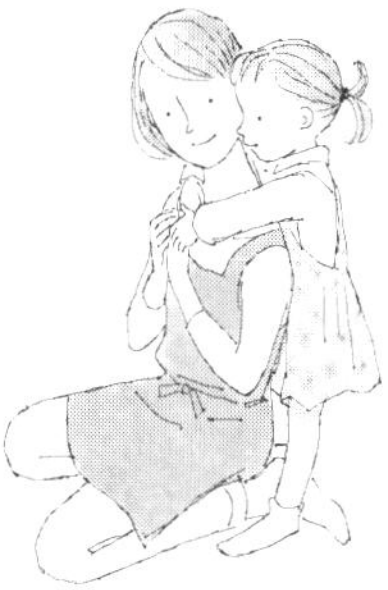

思春期

装幀・本文デザイン…鷺草デザイン事務所
装画・イラスト…かとうともこ
編集協力…林　聡子

第 1 章

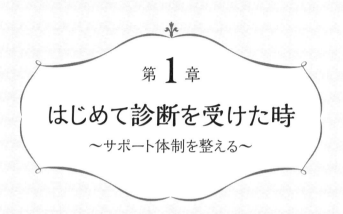

はじめて診断を受けた時

～サポート体制を整える～

病気の診断を受ける衝撃は、ご本人にとってもご家族にとっても大変なものです。病気が突然であったり、生死に関わるような大きなものであればなおさらでしょう。

病気の性質（病状の変化が速いかゆっくりか、生活への影響はどの程度かなど）によって、問題になることはさまざまです。この章では、家族、特に子どもたちに与える生活の負担や不安を最小限におさえながら、自分自身の健康管理をするための実践的方法を解説します。

医学情報を集める

病気の今後の経過について、できるだけしっかりと理解しておくことが、何よりもまず大切です。治療にかかる時間や労力、治療の副作用などへの理解が必要になります。病気や治療のことだけでなく、生活に関わる具体的な心配事についても、医師や看護師にきちんと尋ねましょう。

治療はどのくらい時間がかかるのか？

化学療法で髪が抜けるのか？

身体疲労の程度と期間は？

治療を受けながら仕事は継続できるのか？

子どもたちの世話は、誰かに頼んだ方がよいのか？

手術からの回復はどのくらいかかるのか？

などです。

多くの病院で、病気についての情報パンフレットを用意しています。また、患者支援団体や

おすすめのサイト

column

インターネットの情報が適切かどうか判断することは難しいものですが、国公立機関や、大学病院の情報は間違いが少ないでしょう。

- 国立がん研究センター「がん情報サービス」　ganjoho.jp
- 国立循環器病研究センター「循環器病情報サービス」 www.ncvc.go.jp/cvdinfo/
- 国立精神・神経医療研究センター　www.ncnp.go.jp
- 国立長寿医療研究センター　www.ncgg.go.jp
- 国立国際医療研究センター（糖尿病情報センター、肝炎情報センター、エイズ治療・研究開発センター）　www.ncgm.go.jp
- 国立成育医療研究センター　www.ncchd.go.jp
- 慶應義塾大学病院 医療・健康情報サイト「KOMPAS」 kompas.hosp.keio.ac.jp

各自治体にも、病気に関するサイトを運営しているところがあります。お住まいの自治体のサイトを検索してみてください。

例）東京都がんポータルサイト

www.fukushihoken.metro.tokyo.jp/iryo/iryo_hoken/gan_portal

家族支援団体もあります。病院で尋ねたり、インターネットで情報を探してみましょう。インターネットには信用できない情報もたくさんあるので、一度医療者に確認しましょう。専門家に確認することが大切なのです。

自分の病気について正しい知識を持つことが、子どもから病気の質問をされても上手に答えるための第一歩です。

慣れた人たちに継続して手伝いを頼む

これまでお世話になってきた人たちや環境は、子どもにとって安心できる存在ですから、できるだけ継続して活用しましょう。病気の状況に応じて、これまで時々利用していた託児所やベビーシッターを定期的に利用するようにしたり、週末にしていたおばあちゃん宅訪問は、逆におばあちゃんに来てもらうように変えてみてもよいでしょう。

予期せぬ出来事に備えて、緊急のバックアップ体制を用意することも大事です。例えば、助けてくれる人同士で連絡を取り合えるように、連絡先の一覧表を作っておけば、親が動けない時でもスムーズな連携が可能です。年齢が高い子には、自分で助けを求められるよう、連絡先リストを持たせておきます。家の合鍵を作って隠し場所を決めておけば、緊急時にも柔軟に対応できます。

子どもの友だちの親に助けてもらう

子どもの友だちの親にも、手助けを求めましょう。学校に何か持って行かなくてはならない時、子どもの同級生の親に我が子の分も頼むことができれば、ずいぶんと助かります。ちょっとした送迎をお願いすることもできるでしょう。

子どもにとっても、友だちとの関係が深まる機会になるかもしれません。困った時はお互い様です。相手の親御さんには、病気が一段落した時に何かお返しすればよいのです。

病気のことを誰にどこまで話すか

病気はプライベートな問題ですから、あなたが話したくないことを話す必要はありません。しかし、あまりに何も話さないことで、噂や憶測で語られるのは気分のいいものではありません。かといって多くの人に同じ話をするのは負担も大きく限界があります。いっそ信頼できる誰かひとり、例えば、自分の親や親友などに、〝広報担当者〟になってくれないか相談してみるのはどうでしょうか。

その人に、病状や、配慮してもらいたいことを伝えておきます。職場にもそういう人を作っておけば、仕事関係の人たちに状況を共有してもらえます。周囲の人にも、聞きたいことがあればその人に聞いてもらうように伝えておきます。これで、変な遠慮や余計な憶測を生まなくてすみます。

〝広報担当者〟には、誰にどこまでの情報を話してよいかも相談しておきます。病気についてあれこれ言ってくる「お節介な」人々にどう対応するかを話し合い、お見舞いや病院への面会についても、意向を伝えておきます。

マネージャーを指名する

手助けを申し出てくれる人がたくさんいる嬉しい状態ならば、誰に何をお願いするかを取りまとめしてくれる〝マネージャー〟役を指名することをおすすめします。周囲の善意の取りまとめ役です。友人や家族からの貴重なサポートを最大限生かすことに役立つでしょう。

「何かできることない？」と言ってくれる友人に、「ありがとう、でも大丈夫」と遠慮する代わりに、「お願いしたいことリストを○○さんに渡しているから、相談してくれる？」

と返事するのです。そうすれば、周囲の人の好意を無駄にせずにすみます。

日常の雑事を人に任せる

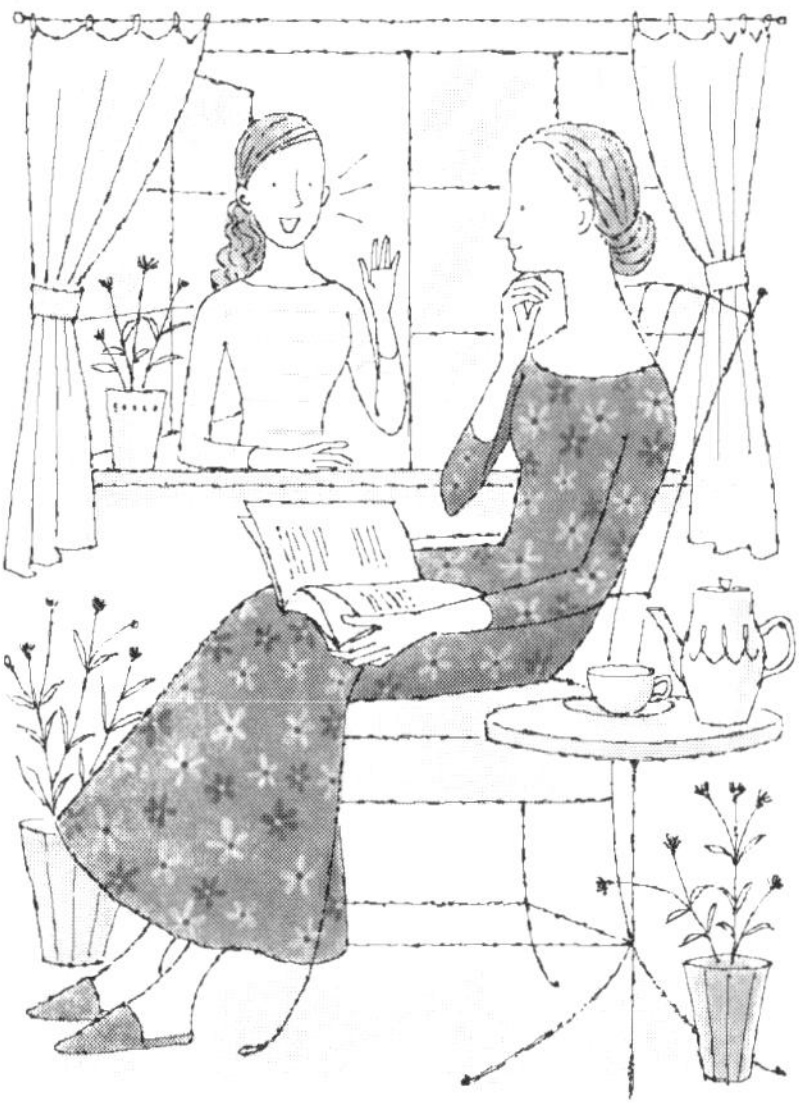

闘病中は、今までの日課を全部こなすエネルギーと時間がありません。通院や生活のサポートを誰かに頼みましょう。あなたは、親であるあなたしかできないことにエネルギーを集中すべきです。例えば子どもとの添い寝、読み聞かせ、などです。

他の人でもできること、例えば家事、買い物、送迎などは、しばらく誰かにお願いしましょう。生活上の変化に、最初は家族も自分自身も戸惑うかもしれませんが、その分、自由になった時間を、本当に大切なことに割けるようになれば、それは家族にとっても嬉しいことです。

病気の時のサポート体制は、病気の転機や家族のニーズに合わせて変えていかなくてはなりません。日によって変える必要もあるかもしれません。時には誰かが我慢をしないといけないこともあるかもしれませんが、自分や家族の近況をお互いに確認し、調整し直しましょう。

予定表や一覧表を作る

手伝いに来てくれる人がいるなら、予定表や一覧表を作るとよいでしょう。通院日、子どもの学校行事、関係者連絡先、持ち物リストなどを書いておきます。台所の棚にラベルを貼って、どこに何があってどう片づければいいか、子どものお気に入りの食器や服の場所もわかるようにしておきましょう。

年長の子どもにはどうしてほしいか尋ねる

小学校に入る年齢になると、自分に何が必要で何が不要かを、考えられるようになります。子どもにどうしたいかを尋ね、自分で考える力をつけさせましょう。

ダンス、水泳、ピアノに通っていた九歳の女の子は、母親が病気になって送迎が難しくなりました。両親は本人に、全部続けるのは難しいので優先順位を考えてほしいと相談しました。娘はダンスの発表会に出たいのでそれを優先し、他の習い事は母親の病気が落ち着いたら再開すると決めました。

思春期の子どもは、何を優先すべきか自分の考えを持っています。まず本人にどうしてほしいかを尋ねて、その上で、子どものニーズと家族のニーズのバランスを一緒に考えましょう。口では大人びたことを言っていても、まだまだ年齢相応の関心事（おしゃれ、スポーツ、友だちづきあい）に夢中です。本人の要求には、ある程度目をつぶって答えてあげないと納得しないかもしれません。その上で、家族の頼み事とギブアンドテイクするのが現実的です。

放射線治療を受けていたシングルマザーは、平日は治療で家を空け、週末は疲れて家にいるために、子どものイベントにつき合えずにいました。息子は、遊びに行けないと不平を言い、ある夜、母と息子は時間をかけて話し合いました。治療は六週間で、その後は元のような生活に戻れることを話した上で、息子にしたいことを尋ね優先順位をつけさせました。そして、優先順位の高いもののいくつかに、友人の手助けも借りて参加できるよう手配しました。

サポート体制のためのチェックリスト

- □ 医学情報を集める
- □ 慣れた人たちに継続して手伝いを頼む
- □ 子どもの友だちの親に助けてもらう
- □ 病気のことを誰にどこまで話すか
- □ マネージャーを指名する
- □ 日常の雑事を人に任せる
- □ 予定表や一覧表を作る
- □ 年長の子どもにはどうしてほしいか尋ねる

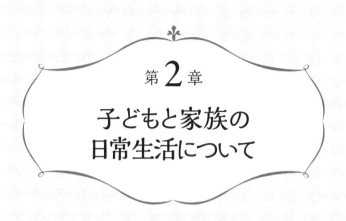

第2章

子どもと家族の日常生活について

子どもは、家族との愛情ある関わりの中で生きることを学んでいきます。抱っこされたり、お気に入りの布団で眠ったり、お腹いっぱいミルクを飲んだりする体験から、世界は安全で愛に溢れている場所だと感じることができるようになります。

ある程度成長した後は、日々の習慣や、慣れ親しんだ心地よい環境から、安心を感じるようになるのです。

どの子どもも、家庭ごとに日常生活の流れがだいたい決まっています。起きる時間、寝る時間、食事の時間、遊びの時間などです。

自宅、近所、保育園、学校など、過ごす場所はさまざまですが、子どもの日常生活が一定で安定していることが、子どもにとっての安心を決める重要な基本となります。親が病気になっても、子どもの日常生活が馴染みのままで大きく異ならなければ、子どもは普段と変わらない安心感を持てるのです。

子どもはまた、家族がお互いにどう関わっているのか（何を一緒にし、どんなコミュニケーションをとっているか）を見て、そこから強く影響を受けます。親の病気は、困難な状況にどう向き合うかを学ぶよい機会となるでしょう。

「普段どおり」を取り戻す

病気の診断直後や、想定外の病状になった直後は、多少の混乱は避けられないでしょう。しかし家庭や学校、さまざまな活動をできるだけ早く日常に戻すことで、親が病気でも、いつもと同じ生活が送れるという、子どもへのメッセージとなります。馴染みのある環境、懐かしい匂い、好きな食べ物、家族のルール、家族の日常などは、すべて心の安定につながります。

逆に子どもは、予期せぬ出来事への対処についても知っておく必要があります。例えば、自宅に電話がかかってきたら誰が電話を取るのか、親とどのように連絡を取ったらよいのか、予期せぬ出来事が起きた時、誰に電話をしたらいいのかなどです。

「普段どおり」を取り戻すためには、友だちの親に送迎をお願いしたり、親類に食事の支度をしてもらったりといった、工夫と協力が必要となります。子どもにとって辛いのは、親の病気そのものよりも、家族の日常が混乱することなのです。十一歳の男の子は、母親の入院中に一番辛かったことは、自転車で遊びに行ってはいけないと祖母に言われたことだったと言いました。九歳の女の子は、放課後、親類の誰が家で迎えてくれるかわからないのが嫌だったとこぼしました。

　家族の変化、特に予期せぬ急な変化があると、子どもは次にいったいどんなことが起こるのだろうと不安になります。そして、親の病気を、深刻で先の見えない、恐ろしいものと感じるようになるのです。

　親の病気によって日常生活が変化することは避けられませんが、できるだけ家族で六時半に夕食をとる、決まった時間に眠る、木曜日は習い事に行く、などといった普段どおりの日常生活を過ごし、子どもと一緒に今後について話し合うことができたら、子どもは親の病気や治療を受け入れやすくなるでしょう。

　子どもが、友だちと楽しく過ごしたり、好きな部活を続けられれば、慣れ親しんだ学校

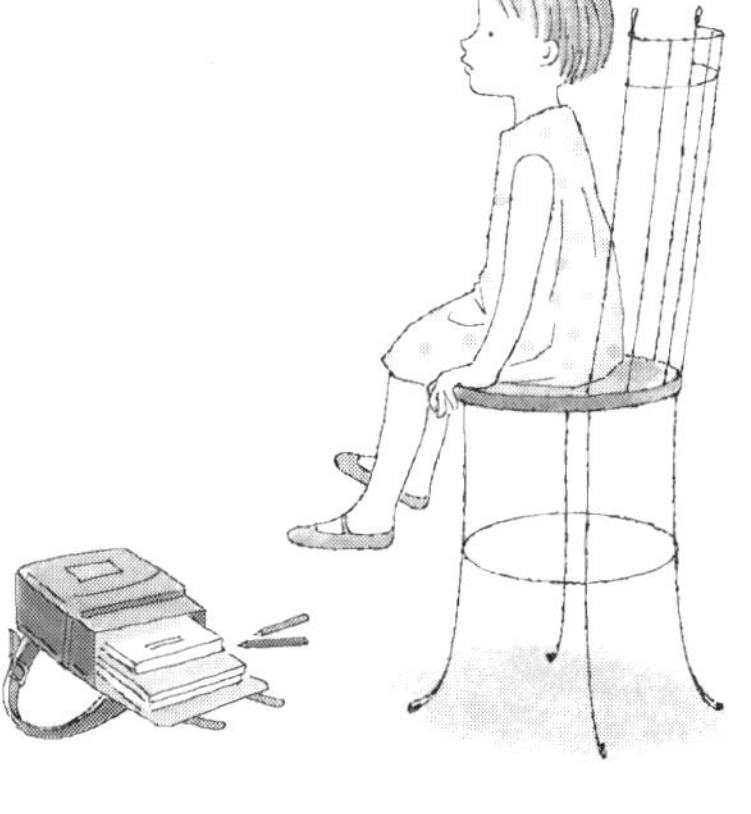

生活は、親の病気の心配から離れてホッとできるオアシスとなります。

子どもの日常生活

子どものスケジュールを書き出しておくとよいです。乳幼児の場合は、お昼寝や食事の時間、食事の好み、就寝時間などを書きます。大きな子の場合、予定を書くことで、時間の使い方を考える機会となります。朝は何時に出かけるのか、学校や習い事や部活動に持っていく物は何かなどを書き出します。予定を書くことで、親はスケジュールを管理しやすくなり、子どもは自分の予定を把握する手助けとなります。手伝ってくれる親類などにも役立ちます。さらに子どもには、親がその場にいない時も、いつも子どものことを考えているというメッセージが伝わります。

カレンダーにスケジュールを記入してもよいでしょう。課外活動、学校の宿題、重要な締め切りなどを書き込みます。ある母親は、「冷蔵庫のカレンダーに書いてないいってことは、ないってことよ！」と子どもたちに話しました。子どもたちは、病院の予定も母親に書き込んでもらいました。母親の予定を知ることによって、子どもたちは安心することができました。

平日スケジュールの例

＿＿＿＿＿＿＿＿の平日のスケジュール

（子どもの名前を入れましょう）

活動内容	時間
起床	
朝にすること	
朝ごはん	
学校準備	
登校	支度終了時間 自宅を出る時間
帰宅	
帰宅後にすること	
課外活動	
遊び	
宿題	
自由時間	
就寝	

家族の決まりごと

病気の診断や、病状が変化したという告知を受けたら、体調に大きな変化が訪れる前に、家族の日常生活について考えてください。まず初めに、家族の活動について日単位、週単位、季節単位で考えましょう。

朝食や夕食は家族一緒ですか？

夕食後の団らんの時間はありますか？

〝金曜日はカレーの日〟のような特別メニューの日はありますか？

家族みんなで楽しんでいるTV番組はありますか？

外食の日、自宅で映画鑑賞の日、などはありますか？

おじいちゃんおばあちゃんの家には行きますか？

冬のスキー旅行は？

夏休み定番の遊び場所は？

33頁の表は、一週間のスケジュールの例です。

この家族は、休暇、誕生日、家族旅行などの予定が入った、月ごとのカレンダーも作りました。家族のスケジュールの流れがわかることは、子どもの安心材料になります。

家族の日常生活のパターンがつかめたら、どのイベントを調整するかを決めましょう。親としては、自分の治療や療養と、家族や子どものスケジュールとのバランスをどう取るか悩むでしょう。大きな病気にかかると、家族の大切なことや日常生活を忘れがちになります。しかし、家族の日常生活パターンはできるだけ続けることが大切です。

仕事や家事を少しだけ周りの人に任せてみましょう。そうすることで、平日でも夕食を家族で楽しむ時間を持てますし、週末のＤＶＤ鑑賞の時間を続けることで家族全員がリラックスする時間を過ごせます。このような「いつもの時間」が子どもにとっての安心材料になります。

子どもにも、家族とのお気に入りの時間を尋ねてみましょう。女の子なら親に甘えている時間であったり、一緒にＴＶを見ている時間かもしれません。男の子だったら、お父さんと一緒にサッカーやキャッチボールをする時間などと言うかもしれません。

親は、できるだけその時間を続けられるように努めましょう。アルバムを一緒に見ながら、お気に入りの家族時間について話すきっかけを作るのもよいでしょう。

週間スケジュールの例

	全員	ママ	パパ	太郎	花子
月曜日	夕食はピザ		帰宅遅い	17:00 スイミング (パパかママがお迎え)	15:00 ピアノ
火曜日	来客なし				
水曜日		10:00 外来・血液検査		17:30 スイミング (タカシ君のママ)	17:30 エミちゃんの家
木曜日	夕食はレンジで				
金曜日				17:30 スイミング (ユリちゃんのママ)	
土曜日	ピクニック				
日曜日	7:45　太郎の試合の応援				

会話は常にオープンに

子どもには、家族の日常がいつもと違うと感じたら、親に話すよう伝えておきましょう。また、そのような変化に対する気持ちをオープンに話すよう促しましょう。

ある小学生の男の子は、母親が病気になってからの最も大きな変化として、友だちが食事を届けてくれるようになったことをあげました。その子は、

「クッキーやケーキがついてきた」

と興奮しながら話していましたが、そんな生活がしばらく続くと、ママのご飯が恋しいと言うようになりました。

親は子どもの好き嫌いに目くじらを立てるよりも、慣れ親しんだ家庭の味をありがたく感じていることを嬉しく思いました。

家族で過ごす時間について考える

家族で過ごす時間を持ち続けるために、次の点を検討してみてください。どういった時間が楽しいかを子どもに尋ね、また、親としてどのような時間を大切と思うかを考えてみ

てください。

家族がそろう食事を設定する

毎週金曜日の夕食、土曜日の朝食、日曜日の夕食、など、家族がそろって食事をする時間を決めておけるとよいでしょう。献立を決めておくのも有用です。例えば、金曜の夜はカレーの日、日曜日の朝はホットケーキを子どもがお手伝いしながら作る、などという試みもよいでしょう。

外食やテイクアウトをする

外食やテイクアウトをする日を、週一日作ってみます。

スポーツ観戦や映画などのイベント

応援しているスポーツチームがあれば、試合に行ってみましょう。家族そろって映画に行くのもよいでしょう。ピクニック、ドライブ、ハイキングなどもおすすめです。

✿一緒にTVやDVDを見る

週末の夜、家族そろってTVやDVDを見るのはどうでしょうか？　ポップコーンを食べながら見るなど、雰囲気作りも有用です。

✿お泊まり会

小学生～中学生の子どもは、友だちとのお泊まり会が大好きです。友だちのうちに泊まりに行ったり、友だちを招いたりすることを考えてみてください。

✿親戚を訪ねる

祖父母、おじおば、いとこなどのうちに遊びに行ったり、遊びに迎えたりする

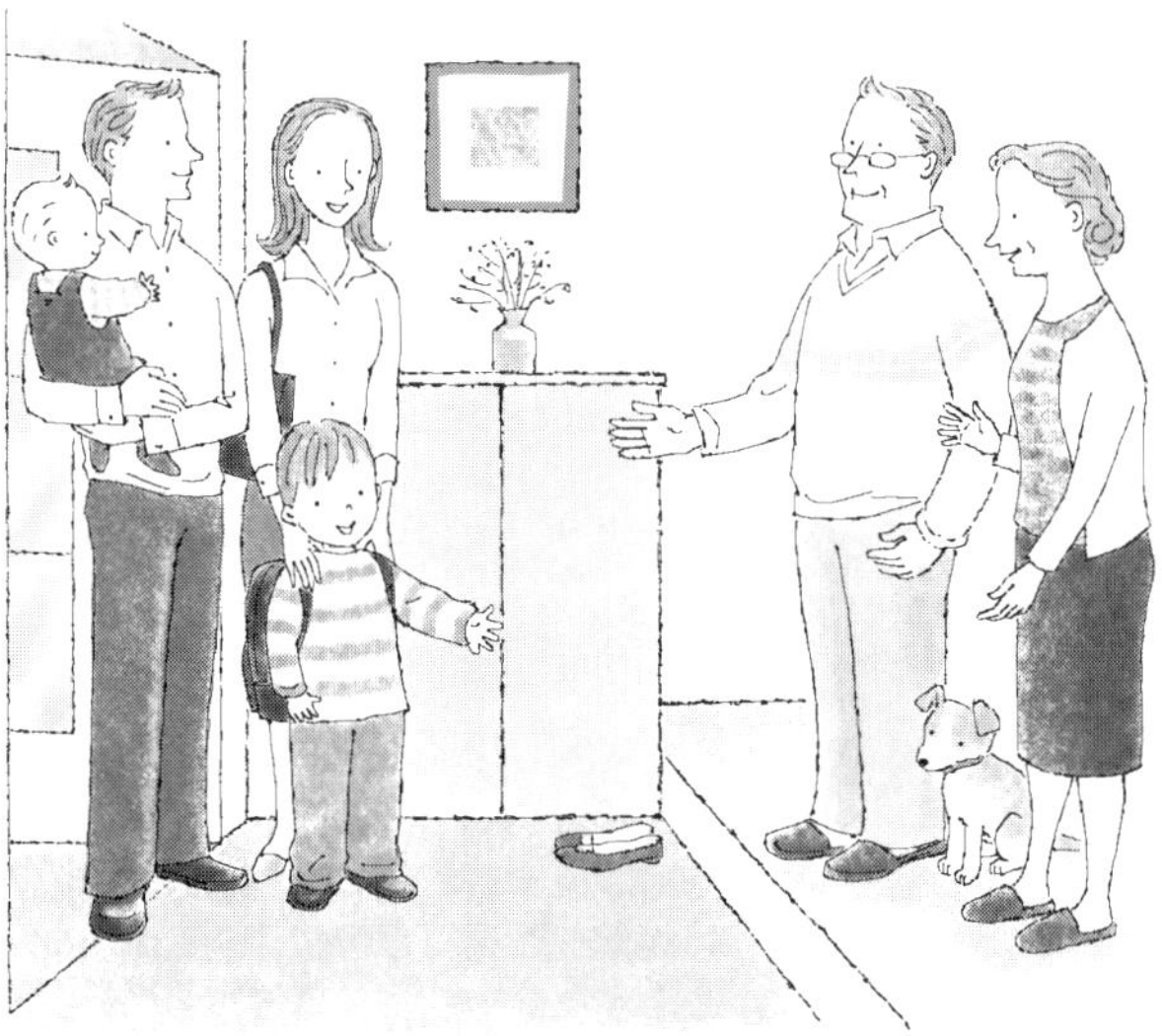

日を設定しましょう。楽しいだけでなく家族の絆を強めることにつながります。

❂家族だけで過ごす日

親が病気になって、家にたくさんの人が訪れるようになると、それを不満に思う子どももいます。火曜日と日曜日は誰も訪問して来ない日にするなどと決めると、我が家が他人に邪魔されない落ち着いた空間となり、子どもはホッとするかもしれません。

❂教会などに通う

信仰を持っている家庭であれば、家族で教会などに行く習慣を続ければ、子どもたちは信仰やコミュニティーにつながっているという安心感を持つことができます。

病気の診断から一段落して生活が落ち着いてきたら、それまでの習慣に加えて、新たな〝家族の定番〟を作るのはどうでしょうか？

例えば、

・外で寝転がって一緒に星を見る
・週末のピクニック
・スポーツ観戦
・家族みんなでサイクリング

病気から離れた時間をできるだけ多く共有することが、家族全員にとって素晴らしい思い出になるでしょう。

家族での食事

少なくとも週に数回は家族一緒に食事をとることをおすすめします。日常会話の機会となりますし、病気や治療のことを子どもに伝える場にもなります。

例えば、火曜日、木曜日、日曜日は家族一緒に食べる日、などと決めてみましょう。平日の夕食は子どもたちの近況を聞く時間、週末の夕食は翌週の予定について話す時間とします。

食事は豪華でなくていいのです。大切なのは、家族全員が普段の慌ただしい生活から離れて一緒に食卓を囲むことです。一緒に食事をすることで家族の結束や会話が大切であることを伝えられます。家族が一緒に話す時間が、部活や仕事の会議と同じだけ大切であることを示すことができます。

食卓でする会話は、親の病気の話ばかりにならないように注意をしましょう。真面目な話をしてもかまいませんが、ほとんどの日は明るくて楽しい話をするように心掛けてください。

静かな食後の時間

食後に静かな時間を過ごすこともまた重要です。小さい子どもはベッドに入る時間、大きな子どもは宿題をする時間になるでしょう。この時間は、親が子ども一人ひとりと過ごす時間として使い、子どもの思いを聞いてみましょう。

日々の生活についての気持ちを尋ねますが、時には親の病気について伝え、話し合う機会にしてもいいでしょう。子どもが質問できる時間にすることも大切で、親子で不安を共有することができます。

家族の時間は電話を手放す

家族で一緒の時間を過ごす上で大切なことの一つは、その時間は注意を完全に子どもに注ぐということです。その時間は、他のことに邪魔されることがないよう、スマートフォンは手放し、親類や友人からも連絡をしてこないでほしいということを伝えておきましょう。

子どもが家を安全な場所と感じられるためには、家を病気の話題で満たしてはいけません。親が電話で自分の体調を話す様子を見ていると、子どもは親の病気のことが常に気になってしまいます。病気に関する話は、親と誰かとの会話を立ち聞きするのではなく、親から子どもに直接話す中で伝えるようにしましょう。そうでないと子どもの誤解のもととなります。

子どもが自宅以外の場所にいたい時

高学年になると、子どもは自宅にいるよりも、友だちと出かけたり課外活動に参加したりする機会が多くなります。これは成長の証ですが、そういう状況でも、帰宅の門限や、必ず参加してほしい家族行事についてきちんと話し合うことが親の役目です。家族と一緒に過ごす時間は、子どもの将来にとって、友だちとの遊びや部活の時間と同じように大切なのです。

親の病状が悪くなった時、もっと家族一緒の時間を持てばよかったと子どもが後悔しないように配慮しましょう。家族一緒に過ごしたいと思う気持ちは親のエゴではないのです。子どもが家族との時間と、他の人との時間のバランスがとれるよう考慮しましょう。

父親が重病で、来年のクリスマスまで生きられないとわかっていた家族がいました。そ

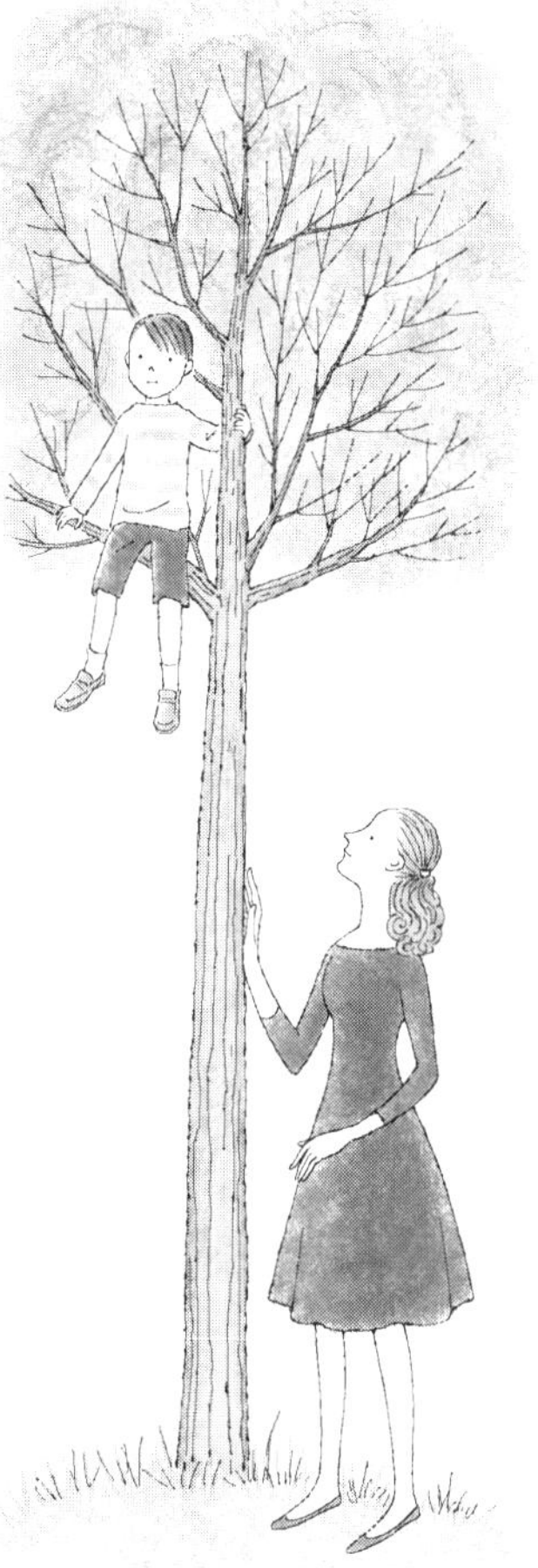

んな時、高校生の息子が今年のクリスマスを家で過ごさずにスキーに行きたいと言い出しました。母親は、怒りを感じながらもそれを許しました。

後になってその子は、

「本当はスキーに行くなって止めてほしかった。お父さんやお母さんをおいて行くのは申し訳ないという気持ちもあったから……。親がどんな気持ちでいるのか確かめたかっただけなんだ」

と言いました。

親は、考えていることを率直に子どもに伝えた方が、子どもは悩まないですむことが多いのです。

「行ってもいいけど、後で後悔するわよ」

といった複雑なメッセージは、かえって子どもを迷わせ、罪悪感や後悔の念を高めてしまう可能性があるので注意しましょう。

二人の十代の娘を持つ家族は、家族で過ごす時間について明確なメッセージを伝えていました。何か特別なことがない限り、水曜日の夜と日曜日は家族の時間と決めました。母親が亡くなった時、長女はお母さんともっと一緒に夕食をとればよかったと後悔を口にしました。その時、父親は、家族で毎週一緒に過ごした水曜日の夕食の思い出を話して、もっとたくさん一緒に夕食をとっていたとしても、この悲しさや寂しさに変わりはなかっただろうということを話しました。そして、母親が、娘たちが友だちと出かけることをどれだけ望んでいたか、家の外での活動について話を聞くことをどれだけ楽しんでいたかを話しました。

親が離婚している場合

親が離婚していて、子どもと同居している親が病気になった場合、病気がもたらす生活上の変化を、別に暮らしているもうひとりの親にできるだけ話し、子どもの生活や将来について計画を共有しておけるとよいでしょう。

別居している方の親に子どもを預けないといけない時には、親が一方的に決めるのではなく、事情や今後の見通しを子どもに話しましょう。先行きが不透明な際にも、わかる範囲で正直に伝えてください。

「お母さんはしばらく体調がよくないから、お父さんに色々とお世話をしてもらってくれる？　再来週くらいには体調がよくなっているかもしれないから、そうしたらまた相談させてね」

子どもを預ける場合には、お気に入りの枕や布団、おもちゃを持っていくようにし、また、日課や食事などをなるべくこれまでと同じようにすることが、子どもの気持ちの安定に役立ちます。

もちろん、病気の親と定期的に会う調整も大切です。

子どもを板挟みにしない

時に、子どもが両方の親の間のメッセンジャーのような役割を背負わせられている家族を見かけます。自分の病気のことをもうひとりの親に話してはいけない、と口止めされて子どもが悩んでいる家族も見かけます。

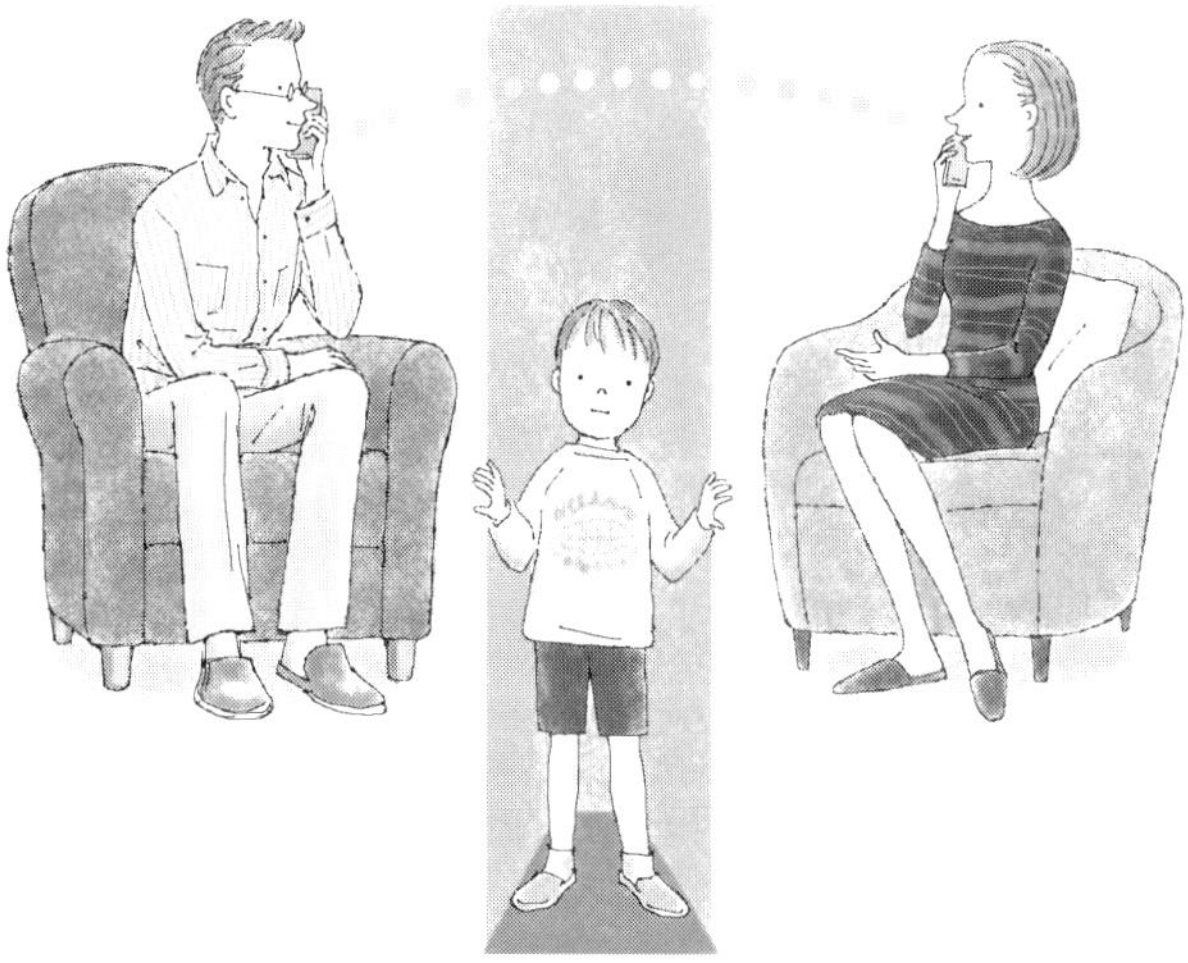

子どもが秘密を作らなくてすむように、親同士が現状をきちんと共有しておくことが大切です。

親の事情を子どもに押し付けないようにしましょう。親の病気に伴う子どもの辛さをさらに悪化させてしまいます。困った時にはカウンセラーなどに、親同士のコミュニケーションについてアドバイスを求めてください。

プライバシーへの配慮

療養に伴って、あなたの両親などと一緒に住むようになったり、病状によっては、医療用ベッドをリビングルームに入れたりする必要が出てくるかもしれません。

大人が入院中にプライバシーや周囲の騒音に悩まされるのと同様に、子どもも、親の自宅療養にプライバシーを侵害されたと感じる可能性があります。子ども部屋があれば、そこを寝室として使い続けられると理想的です。十代の子にはプライバシーが必要で、誰かと部屋を共有することは抵抗が大きいかもしれません。

どうしてもせざるをえない時には、プライバシーについて子どもと率直に話し合いましょう。

第２章のまとめ

　この章では、子どもに、できるだけ病前と生活が変わらないように過ごしてもらう方法をご説明しました。

　しかし、以前からの習慣を維持できなくても罪悪感を持つ必要はありません。無理のない範囲で、できることや明るい事柄に焦点を当ててください。家族がお互いに最も快適でいられるために何かできることはないかを話したり、子どもたちが家の内外でのびのびと活動できるように手助けしましょう。

　たとえ病気があっても、変わらないでいる家族の関係や楽しい家族の時間を共有しましょう。

第3章
病気について子どもに話すこと

それぞれの家庭には、独自のコミュニケーションがあります。各家庭特有の話し方、しぐさ、困った時の対処法などです。引っ越し、転勤、育児などといった家族の問題を、これまでどのように乗り越えてきたかを少し振り返ってみてください。逆に、こうしておけばよかった、と後悔したことも思い出しましょう。

そういったさまざまな経験を踏まえると、自分の病気を子どもにどんなふうに理解してもらえばベストかが見えてくると思います。親の病気の問題は、他の大切な問題と同じように、家庭内で充分に配慮しながら話し合っていくことが、子どもが状況をうまく乗り越え、家族の中で置いてきぼりにならないために大切なことなのです。

子どもにも知る権利がある

子どもに心配させたくない、と思うのは親として自然なことです。「知らせない方が傷つけなくてすむ」との考えから、子どもたちにできるだけ病気の話をしたくないと思うご家庭は多いものです。

しかし、病気を乗り越えたたくさんの親子を見てきた経験から言いますと、病気のことを子どもに黙っておくことは、長い目では子どもを守ることにはならないように思います。ほとんどの子どもは、どんなに幼くても、何か大変なことが起こっていることに気づいていて、また自分が蚊帳の外にしめ出されていると感じているものです。日々のスケジュールが変わったり、親の心や体の状態がいつもと違う感じがすることから、子どもたちは異変に気付きます。

子どもたちの生活をなるべく病前と同じように保ち、家族の時間を大切にすることは大事ですが、子どもたちが病気のことや家庭の変化について理解できていた方が、よりスムーズにいくものです。

また、心配事を親に質問できた方が、心配しながら話題にできないでいるよりもずっと不安は少ないものです。親ががんになった子どもを対象とした研究では、病気について具体的な情報をもらってそれについて話し合う機会が与えられた子どもたちの方が、情報を与えられなかった子どもたちに比べて不安が少なかったことがわかっています。

家族の間では、言葉に出さずとも態度だけでわかり合えることもたくさんありますが、病気の話は複雑で重大ですから、言葉に出して話さないと誤解と不安の原因になります。

普段、親子の会話が少ないご家庭であっても、病気については親の方からオープンに話すことをおすすめします。その際は、子どもの年齢に合った言葉を使って話をしてください。そうすることによって、子ども自身も病気について彼らなりの言葉で話をできるようになります。年齢に合った具体的な話し方については、第14章を参照してください。

遠回しな言い方は困惑のもと

病気を説明する際は、できるだけ本当の病名に近い説明がよいでしょう。「がん」「糖尿病」「多発性硬化症」など、耳慣れない単語に初めは戸惑うかもしれませんが、正確な病名を知ることで次のような利点があります。

五歳の子に正確な理解はできなくても、親の会話の中でその単語を何度も耳にするでしょうし、「乳がん」と「しこり」が同じ意味かどうか悩まずにすみます。もし子どもが十歳だったら、当初「血液の病気」と言っていたものが、後からもっと重症な「白血病」に変わったら心配になるでしょう。

あなたの子どもが十六歳だったら、病名を教えるとインターネットで調べてびっくりするのではないかと心配かもしれませんが、年齢の高い子どもに、最後まで全く情報が入らないようにするのは無理な話です。むしろ対話を心掛けることによって、子どもはあなたに質問することができるようになり、親の実情や、生活上の実用的な情報を得ることができるでしょう。

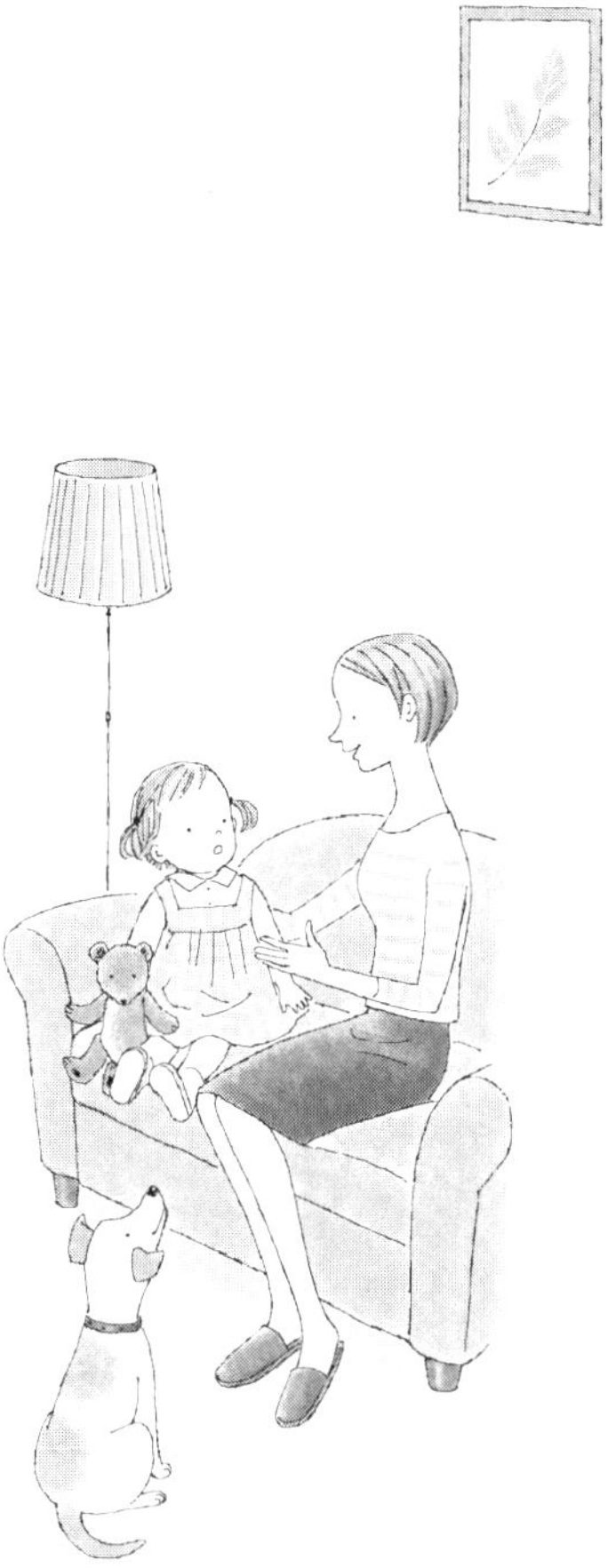

最悪なのは偶然に耳にすること

病気を秘密にしていても、子どもたちは偶然耳にしてしまうものです。検査の後に電話で話をしている時や、子どもに聞こえないように親同士で低い声で話している時などに、子どもは病名を耳にします。親の友人や親戚から聞いてしまうこともあります。

病気の親から直接説明されないと、子どもは誤解したまま心配を募らせたり不信感を抱いたりします。偶然に話が耳に入ると、子どもは、お父さんやお母さんの病気は直接話せないほど重篤なものであるとか、自分はのけものにされていると思ってしまうかもしれません。特に、自分の友人から自分の親の病気のことを聞かされたりしたら、子どもはとても傷つきます。

ある七歳の女の子は父親の治療の話を偶然聞いてしまいました。両親は、娘が寝ていると思って夫婦で会話していたのです。翌朝、両親が「お父さんは明日から仕事で出張に行ってくる」と彼女に話した時、父親が帰ってくるまでの二週間、彼女はとても心配な日々を過ごさなくてはなりませんでした。両親の言葉は嘘で、本当は入院しているのだとか、本当は死んでしまっていてもう会えないのだなどと、疑心暗鬼な時を過ごしました。

ある十六歳の男の子は、母親が万一のためにとっておいた葬儀屋のちらしを偶然見つけて、母親のがんの再発を知りました。彼は両親に直接尋ねることができず、胸の奥に不安をしまったままにしていました。しかし、次第に学校の授業に集中できなくなり、友だちと遊びにも行かずに家に閉じこもるようになりました。再発のことを両親がオープンに話していたら、「お母さんが死んでしまう」という彼の不安もオープンに話し合うことができ、そして、「再発はしたけど、これからも治療があるから大丈夫」などという話を聞いて安心できたかもしれません。たとえ病状が厳しくても、家族が抱える問題を一緒に話し合えたこと、死は差し迫ったことではないこと、重要な話し合いに加えてもらったという安心感などで、落ち着いた気持ちになれる可能性があります。

また子どもは、学校やマスメディアなどから病気の情報を得ます。その中には必ずしも親の病状と合致しないこともありますから、子どもが病気をどのように理解しているのか、どこから情報を仕入れたのかを確認して、必要に応じて訂正することが大切です。

病名や病状について話す

病名や病状を子どもに話すタイミングとしては、子どもの目にもわかるような、親の健康状態や生活上の変化があった時がよいでしょう。

「お父さんが最近疲れやすくなっていると思わない？……」とか、「ママが頭が痛くて、サッカーの練習に連れて行けなかったことを覚えてる？　実はあの時、病院に検査に行っていて、それでわかったんだけど……」などです。

はっきりした診断と治療計画がわかるまでは、子どもに話すことを控えようという考え方もあるかもしれません。それは子どもを安心させる上で一理あります。

しかし診断がまだついていなくても、親の体調や生活状態が明らかに変化した場合は、「どこが悪いか調べて治療方針を決めるために、しばらく検査を続けなければならない」ということを伝えた方がよいでしょう。子どもたちが、家族の重大な問題から疎外されたと

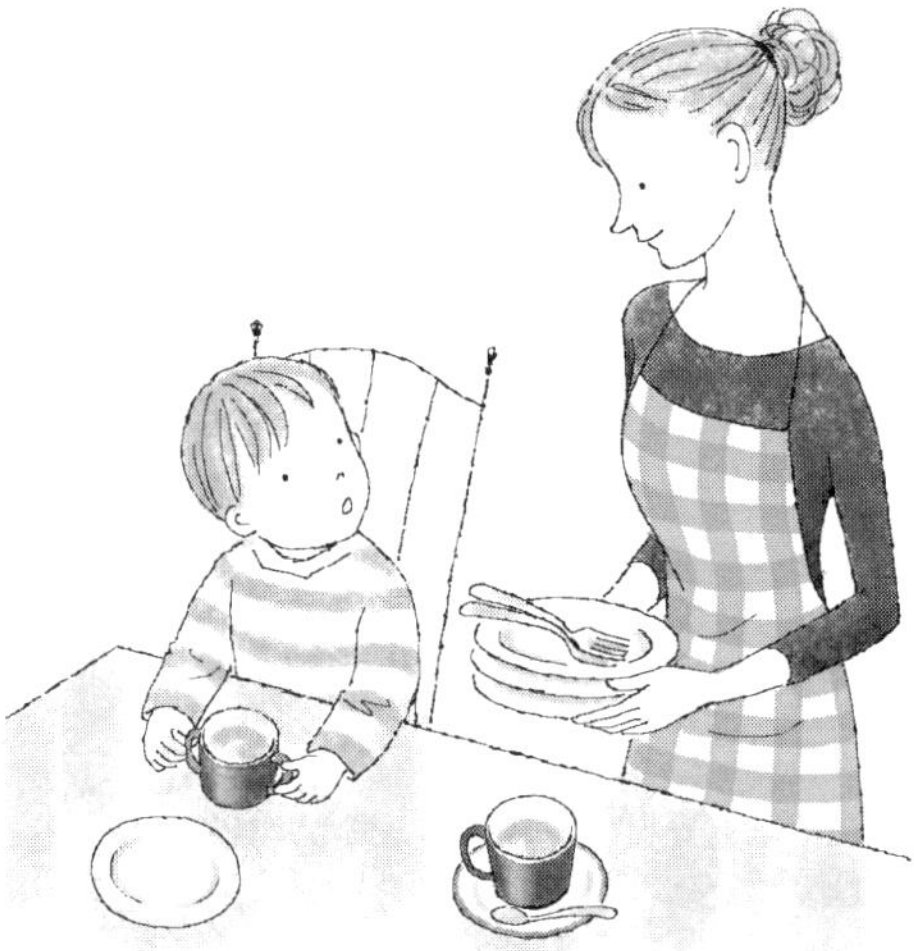

感じないよう話をしてあげることが大切です。

もし検査の結果によって状況が変わった場合は、「今週、お母さんはまた検査を受けてお医者さんとお話をしたの、その結果ね……」などと切り出してみましょう。

話す機会を見つける

子どもと一番じっくりと話をできるのはいつかを考えてみましょう。子どもが小さい時は、寝る前の時間がよいでしょう。もう少し大きな子どもなら、休日や夕食後などの、静かで落ち着いて話せる時間帯がよいでしょう。

感情的に重くるしくしたくない時は、食事の用意を一緒にしながらや車での送迎の時などの方が、親にとっても子どもにとっても負担が少ないかもしれません。もちろん、時には、じっと目を見たり、間をおいたり、抱きしめて安心させてあげることも必要です。

話をする時に感情が湧き上がってきたら

病気の話をする時に、親自身が動転したり涙を流したりしたら子どもを不安にさせるのではないか、という心配も多く聞かれます。特に病状がかんばしくない時は、子どもを不安にさせないために話すことをためらうものです。

しかし、そもそも、子どもに自分の感情を全く悟られないようにするのは不可能ですし、好ましいことでもありません。子どもと話している時に親自身が感情的になった時は、「ママやパパだって不安になったり悲しくなったり腹が立ったりすることがある」ということや、「でもそういった気持ちはずっと続くわけではない」ということ、さらには、「子どもたちも、そういう感情を持ってよいのだ」ということを子どもに教えるよい機会と考えてください。

むしろ、一緒に泣くことで子どもの気持ちを受け止め、安心感を与えられることもあるのです。さらには、子どもは今後、自分の感情や心配事を誰かに相談する必要もあるかもしれません。その際に、人に自分の感情を出してもいいのだ、という見本を親が示すことは子どもにとっても意味のある学びとなるのです。

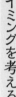

伝えるタイミングを考える

病気について子どもに話すタイミングは、子どもや家族の生活状況によって変わります。子どものテスト前や大事な試合の前などは、できれば避けたいものです。兄弟でも性格やスケジュールによって、別の配慮が必要かもしれません。

二人の思春期の息子がいるある家庭では、両親は、息子に父親が大腸がんであることを伝えるのを控えていました。大学入試を控えた長男は、入試が終わるまで病状を知らせないでいてくれたことを感謝しました。病気のことを聞かされていたら受験勉強が手につかなかっただろうと思ったからです。

一方で、高校生の次男は、もっと早く知らせてくれればよかったと思いました。もっと早くから知っていれば、好き勝手遊びに出る代わりに両親の手助けができたのにと後悔したようです。

このように、一つの家庭の中でも状況の違いを考慮する必要があります。ある程度の年齢以上の子どもであれば、親の体調についてどこまでどのくらい聞きたいかを直接尋ねた方がうまくいくかもしれません。わからないことがあったらいつでも聞いてね、と伝えておきましょう。

子どもが病気について話すことを嫌がったら

もともとあまり話さない性格の子（学校のことを尋ねても「別に」としか答えないよう

な子）は、親の病気についていったいどんなふうに考えているのか、両親としては気がかりかもしれません。

あまり尋ねてこない子どもにはついついそのままにしてしまいがちですが、そういった子どもにも病気についてはきちんと話し、質問する機会をあげることが大切です。たとえ本人が「何も聞かなくていい」と言ったとしても、当人に直接関わるような重要なことは、親の側から話してあげる必要があるのです。

親の側から丁寧に話した後で、聞きたいことは充分に聞けたか、あるいは、もっと聞きたいかを尋ねてあげましょう。

文章で伝えることも効果的

年長の子どもには、文章で伝えるのもよいでしょう。特に子どもが話を聞きながらいっぱいいっぱいな様子であったり、少しペースダウンして伝えた方がよさそうな場合は、手紙を書いてあげるのも一つの方法です。

ある中学生の女の子は、母親の病気について交換日記のようなノートを書いて、互いの枕の下に置くことにしました。こういった工夫は、気持ちを直接話すつなぎになりますし、問題に直面する怖さを和らげてくれます。

ある十代の男の子は、「事実だけ教えてもらえばいい」ということで、必要最小限のことを親がメールで送ってくれるように頼みました。このように、子どもにとって負担のないペース作りが大切です。

質問を歓迎し、気持ちを探る

子どもの質問には温かく答えましょう。心ゆくまで自由に質問させることで、子どもに、自分がちゃんと親に気持ちを受けとめてもらっていること、親が病気になっても孤独になったわけではないこと、などを感じられるでしょう。

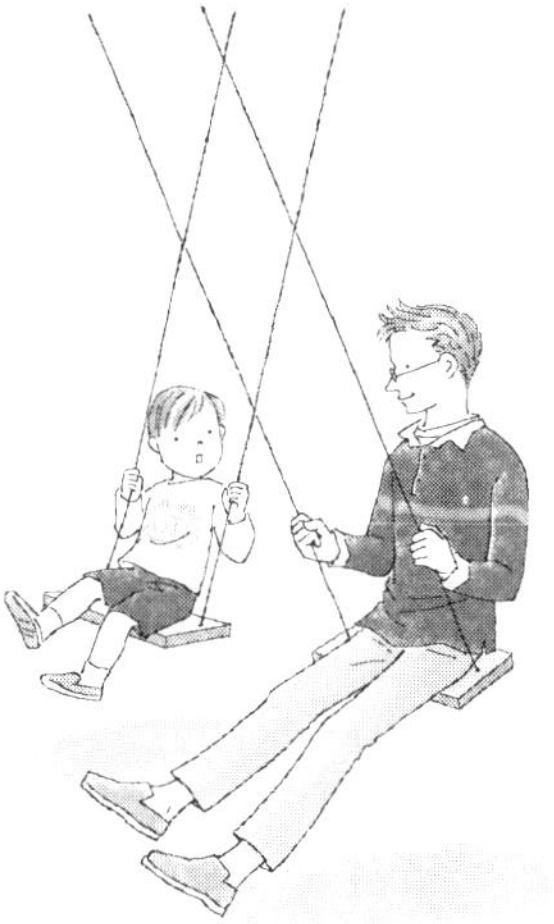

またそれは、心配事や誤解を含めて、病気について子どもがどう感じているかを知り、心配事を解消したり、誤解を解いたりする手掛かりになり

ます。

子どもの質問は単純で具体的です。「お母さんの病気は夏までによくなるの？」という質問は、病気の予後についての質問ではなく、「夏休みは旅行に行けるのか」が知りたいだけかもしれません。これは、小さい子に「赤ちゃんはどこから来るの？」と聞かれた時に、親は体の構造を説明したりしないことに似ています。「パパはどうして病気になったの？」という質問に対して、必ずしも医学的な答えを用意する必要はありません。

そういう時には、まず「どうしてパパは病気になったのだと思う？」と尋ねてみると、子どもが抱いている不安のポイントを見つけることができるでしょう。

特に未就学児においては、自分のせいで誰かが病気になったのではないかと心配していることが多いものです。

「ウルトラマンごっこで僕がお腹をなぐったから、パパはがんになったんだ」

「ママが病気になったのは僕が学校から帰ってよく手を洗わなかったせいだ」

などと言うことがあります。

病気になったのは子どものせいではない、と繰り返し説明してあげることで子どもは安心できるでしょう。

すべての質問にすぐに答えなくてもよい

病気の話をする際、「答えに困る質問をされたらどうしよう」と心配かもしれません。難しい医学的な質問や、余命に関する質問、両親の間でよく相談しないと答えられないようなデリケートな質問などです。大丈夫、すべての質問に答える必要はありません。

「それはいい質問ね。お返事をするのに少し時間をもらえる？」「お医者さん（またはパパ）に聞いてみるね」などと答えれば充分です。

これはごまかしているわけではなく、適切な答えを適切な時期に伝えればよいということです。大切なのは温かく質問を受け付け、誠実に対応する態度です。

家族それぞれの文化がある

家族が病気になった時、それに対する反応は家庭によってさまざまです。病気をきっかけに家族親類が一丸になることもあれば、ギクシャクしてしまうこともあります。子どもに対して周りの大人はそれぞれ違う対応をするでしょう。親子で何でも話す家庭もあれば、病気のような深刻な話題を話すことに慎重な家庭もあります。態度や振る舞いで気持ちが伝わることを重視して、あまり言葉では対話しない家族もあります。

信仰が病気に関する認識に影響することもあるでしょう。片方の親が積極的に話し、もう一方の親が静かに見守る、などの配慮が子どもに安心感を与えることもあるかもしれません。

家族の関わり方について、こうあってほしいというイメージがあれば、具体例を示しながら話すとよいでしょう。例えば、自分の親が入院した時に、家族が話し合いながら家の仕事を分担した、などという話をしてみるのです。

子どもが親以外の大人と病気の話をする時

親戚、学校の先生、友だちの親など、親以外の大人も、あなたの子どもと病気をめぐる話をする機会があるかもしれません。親よりもそういった人たちの言葉から影響を受けやすい子もいます。その人たちに、自分が子どもと病気についてどう話をしているかを知っておいてもらえるとよいでしょう。

病気の現状を伝え、あなたが子どもにどんな言葉でどう説明しているかを伝えましょう。さらに、子どもたちがどんな話をしたのか、後から教えてもらえるよう頼んでおくとよい

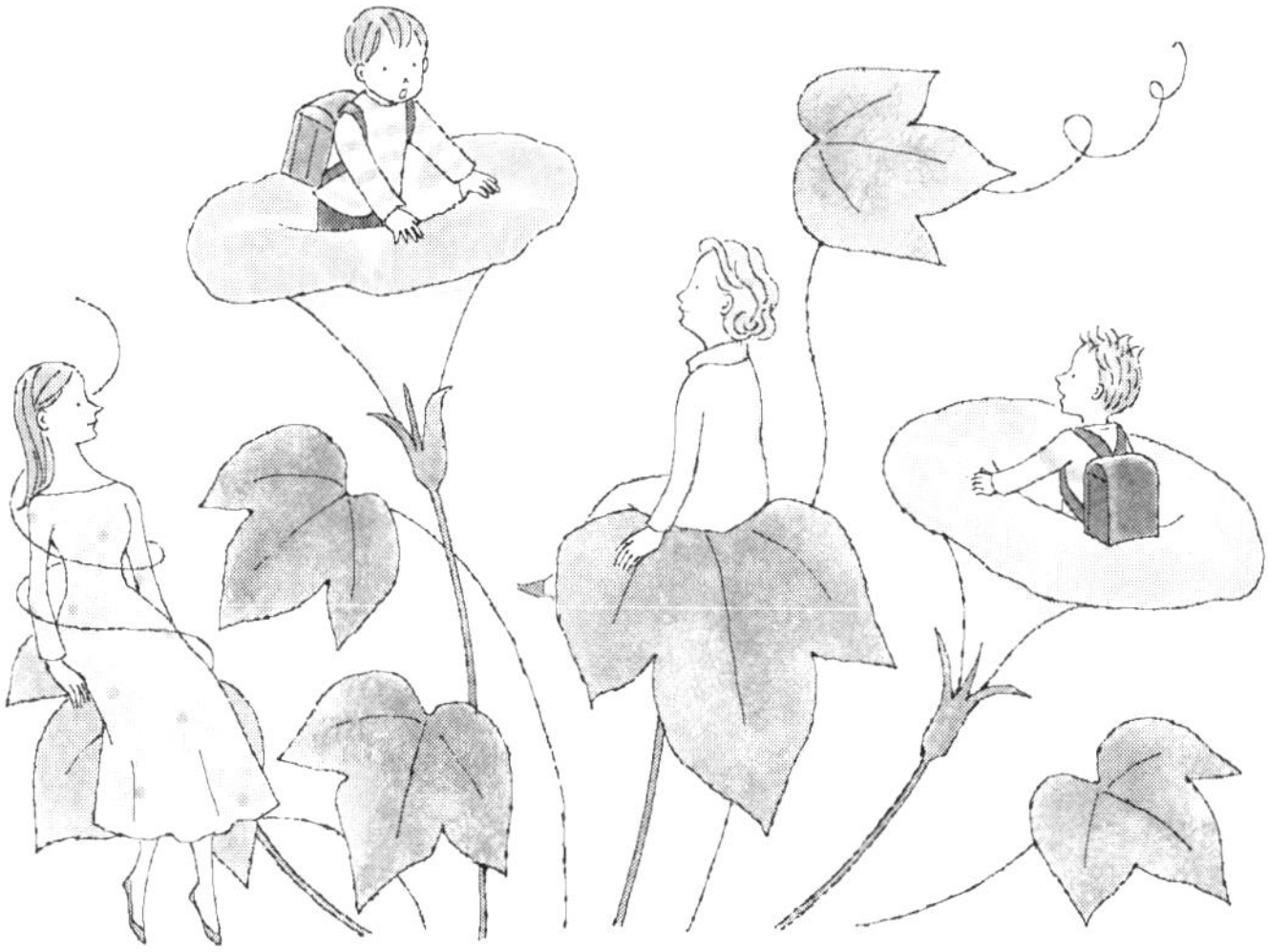

でしょう。

年齢の小さい子どもは、話したことをあけっぴろげに他の人に話してしまうものです。周囲に隠しておきたいことは、小さい子どもには伏せておくようにするのが無難です。秘密にすることを約束させることで、子どもの心に苦しみを負わせないようにしましょう。

親戚や祖父母の中には、病気のことを子どもに話すことを快く思わない人もいるかもしれません。病気について黙っておくことは、優しさのはきちがえであり、子どもの誤解や不安の元になりかねないということを説明しておきましょう。ご家族に、本章を読んでいただいてもよいでしょう。

病気について子どもに話すチェックリスト

□ 子どもにも知る権利がある

□ 遠回しな言い方はしない

□ 病気のことを偶然に耳にしないようにする

□ 機会を見つけ、病名や病状について話す

□ 話をする時に感情が湧き上がってもよい

□ 伝えるタイミングを考える

□ 子どもが病気の話を嫌がったら

□ 文章で伝えることも効果的

□ 質問を歓迎し、気持ちを探る

□ 家族の文化を踏まえたコミュニケーション

□ 子どもが親以外の大人と話す時の注意点

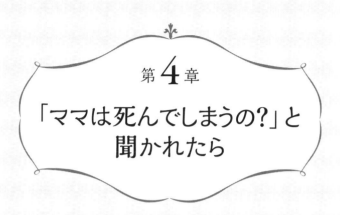

第4章

「ママは死んでしまうの?」と聞かれたら

深刻な病気の診断を受けた時、親にとって最も心配なことの一つは、子どもが死について質問してきたらどうしようということかもしれません。そのため、自分の病気について、話すのをためらってしまう親が多いのです。

「絶対に死なないよ」と約束しようとする親もいれば、「人は誰でも死ぬものよ」と、曖昧にはぐらかそうとする親もいます。しかし、どちらも子どもの本当の不安を理解したことにはなりません。

子どもを安心させたい親の気持ちは、とてもよくわかります。けれども、その場しのぎの説明では、子どもの不安な気持ちを解消できませんし、子どもは自分が置き去りにされたように感じて、「(パパやママは)本当はどう具合が悪いのだろう?」と、ますます不安を募らせることでしょう。

「パパやママは死んでしまうの?」という子どもの質問に対しては、実際にどのような病状であるかを踏まえて、さらに、子どもの発達段階を理解した上で対応することが重要です。

したがって、この章では、初めに子どもの発達の目安について解説し、その上で、親の病状によって、子どもにどのように話したらよいかを、いくつか具体例を挙げることにします。

親が命に別状のない病気であったとしても、親が死んでしまう心配をしている子どもは少なくありません。子どもが病気について尋ねてきた時には、親が死んでしまう心配をしているのか、尋ねてあげてください。その問いかけが、子どもの不安を取り除くよい機会となります。

子どもに安心感を持ってもらうためには、まず親であるあなたの気持ちの安定が必要です。子どもにどう話すかを考える前に、ご自身の気持ちを見つめ直してみてください。

今あなたは、将来について希望を持っていますか？　病気に振り回されずに今を楽しむ術を身につけていますか？　あなたが不安でやっていけそうにない気持ちであれば、まずはあなた自身が心の支えを求めましょう。

逆にあなた自身の気持ちが安定していれば、たとえ残された時間が短くても、一瞬一瞬を生きることの大切さを子どもに伝えることができます。

死に関する子どもの理解

四歳ぐらいになると、子どもは誰でも、死とはどういうことなのかを親に尋ねるようになります。親戚の誰かが亡くなったり、学校や家で飼っていたペットが死んだり、屋外で虫や動物の死骸を見たりすることから、そういった疑問は始まります。親の病気は関係ありません。

子どもの疑問に答えようとすると、親は自分が持っている死の概念について考えさせられます。自分が信じていること、家族が信じていること、宗教的なことも含めて、子どもに伝えたいことを考える機会になるでしょう。

信仰する宗教があればそれに基づいて話せますし、特定の宗教を信じていなくても、「身体はなくなっても魂は生き続ける」というように納得できる考えがあればそれを話してもよいでしょう。あるいは「誰も死んだことがなくて、死んだ後にどうなるかわからないから、それぞれ考え方が違うのよ」と答えることもできます。

一般的に、年少の子どもは「天国に大切な人がいる」と思うことで気持ちが楽になり、魅力的な考え方に映るようです。もう少し年上になると、そのような考えに懐疑的になったり、大切な親を病気にした神さまへの怒りとして信仰を拒否したりする子もいるかもしれません。親が、自分の死生観や宗教観を子どもに伝え、子どもは、成長とともにゆっくりとそれを咀嚼《そしゃく》していくことは意義のあることだと考えられます。

子どもが本当に知りたいこと

子どもが「パパやママは死んじゃうの?」とか、「僕も、パパやママと同じような病気になるの?」といった質問をしてくる時は、自分自身の安全について尋ねている場合が多いです。親がこの先も元気でいてくれるのか、自分は安心していられるのかどうかを確かめたいのです。

母親が多発性硬化症という難病にかかった十一歳の男の子は、「自分がキャンプに行っている間に、ママが死んでしまうのではないか」と心配していました。以前、祖母が脳梗塞で亡くなった時に、母親が「人の命なんて、何が起こるかわからないわ」と言ったことがずっと心に残っていたのでした。

息子は、母親が祖母と同じように突然死んでしまうのではないかと思っていたのです。息子の不安の理由をつき止めた母親は、自分の病気は、祖母のそれとは違って、治療や症状への対処法がたくさんあるのだと説明しました。そして、体調を崩して入院しなくてはならなくなっても、叔母さんがアパートへ来て世話をしてくれること、万が一キャンプ中に具合が悪くなったら、引率の先生を通してちゃんと伝えるから大丈夫だということ、などを話しました。

子どもから「ママ（やパパ）は死んでしまうの？」と聞かれた時は、どうしてその時その質問をしたのかをまず尋ねて、背景にある気持ちを理解することが重要です。

例えば、

「心配してくれてありがとう。ちゃんとお話するね。その前にどうしてそのことが気になったか教えてくれる？　ママ（やパパ）が何かいつもと違う気がする？　それとも誰かに何か言われたの？」

「夏のキャンプに行けなくなる心配をしているの？」

「大学の学費の心配をしているの？」

「何か具体的に心配なことがある？」

などと聞いてみるのもよいでしょう。

子どもの不安の中身を掘り下げていけば、子どもにどのように話せばよいかがわかりま

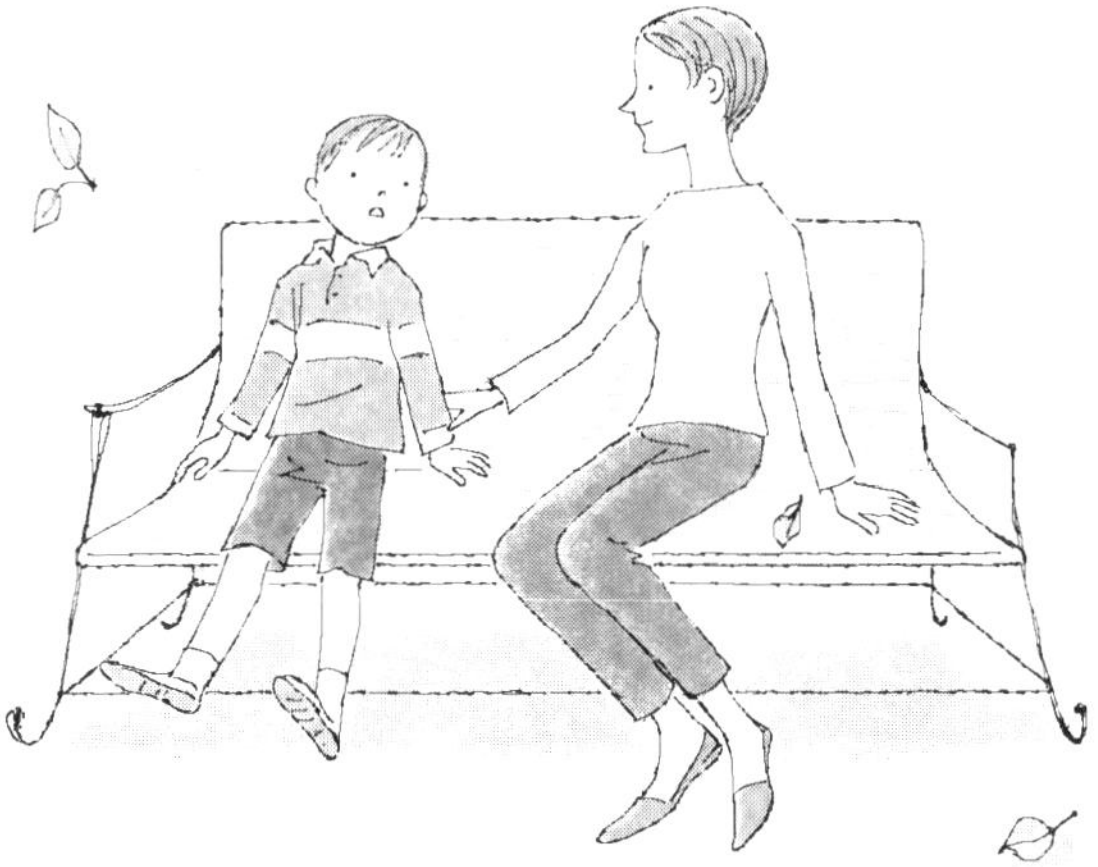

すし、気持ちを汲んであげることができます。子どもに、「パパやママがいなくなるなんて絶対イヤだ!」などと言われるほど辛いことはないかもしれませんが、その時に、万が一ママやパパがいなくなっても、たくさんの大人が支えてくれること、子どもの心の強さを信じていること、などの親の気持ちを伝えることができれば、親として子どもにきちんと向き合える貴重な機会になるでしょう。

例えば、

「今は治療を一生懸命頑張っていて、すぐに死んでしまうようなことはないから心配しないで。病状に変化があったら必ず話すわ。でも、もしパパやママが死んでしまうようなことがあっても、生活は変わらないし、あなたのことをちゃんと面倒見てくれる人がいるから大丈夫」

などと言うこともできるでしょう。

親は、子どもの人生の節目節目で、人生の教訓めいたことを伝えることがあると思います。例えば、学校を卒業して親元から自立する時には、社会人としての心構えや、ひとり暮らしの注意などを話すでしょう。子どもは、いつか親と別れなくてはならない時が来ます。それにあたって、子どもに伝えておきたいことをきちんと話す機会が来たというだけなのです。

ただし、仮に病気が深刻な状態であったとしても、死がすぐそこに差し迫っているのでなければ、まずはあまり心配しないで、目の前のこと（例えば学校の宿題や就職活動）をしっかりとすること、親は親で治療を頑張りながらも今までと同じ生活を淡々と続けるだけだということなどを伝えて、子どもが心配しすぎないようにしてあげましょう。

病気の進行が予測できない時

病気には、進行が予測できるものとできないものがあります。心臓発作のように、一見元気そうに見えても次の瞬間に急変する病気もあります。そのような病気の場合は、「死の危険はあるけれども、できるだけのことをすれば、病気の進行を防ぎ、命を延ばすことができる」ということを伝えます。健康に感謝しながら、希望を持って毎日を楽しもうとしていることを伝えましょう。

「コレステロールを下げる薬を飲んで、運動して、タバコを吸わないように頑張っているんだよ」などと、自分の体をどのように気遣っているかを具体的に伝えるとよいでしょう。こうすることで、健康的な生活についても、子どもに教えることができます。自分のいたわり方を子どもに伝えられるのは、親をおいていないのですから!

余命が残り数週間になったら

最期の時が遠くない時に、子どもが死について尋ねてきたら、ごまかしたりはぐらかしたりせず、誠実に答えてあげましょう。病状が進んで身体が弱っているということも伝えましょう。

例えば、「その通りよ。今のママには、常に酸素が必要なの。歩いたり、長い時間話したりするのが辛いのよ」などです。

あなたも医師も懸命に治療にとりくんでいますが、こうなることは避けられないのだということも伝えます。例えば「がんが身体のあちこちにできて、身体がきちんと動かない状態なの。残念だけどもうあまり長くは生きられないと思う」などです。

　寝ている時間が長くなる、薬の量が増える、話すのが難しくなるなど、今後、病気がどのように進行していくか、わかっていることを伝えましょう。

　同時に、いつ何が起きるか予測がつかないことも伝えておきます。「残っている時間があとどのくらいなのかはわからないわ。望みは捨てていないけれど、お花見に行くのは（クリスマス、お正月などは）難しそ

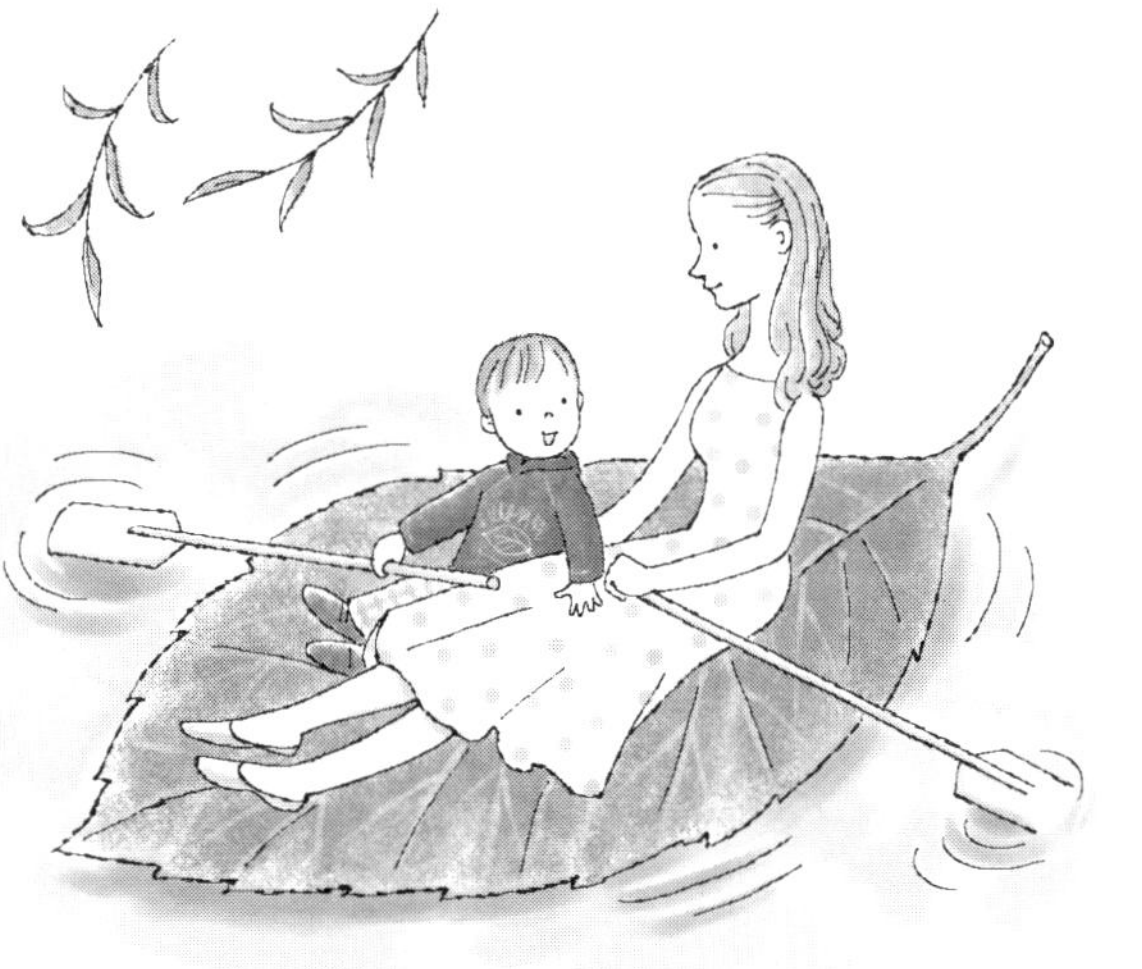

うだわ」などです。

子どもは、それを信じようとしないかもしれません。子どもの望みを奪いたくはないものです。そのような時には、

「ドクターの間違いだといいわね。私も奇跡を願っているわ。でも、万一先生の言っていることが正しい時のために、話しておかなければいけないことは話しておきましょう」

というような言い方がよいかもしれません。

ある男の子は、自分の部屋を掃除していなかったこと、学校の成績が悪かったことを申し訳なく思っていると話しました。母親は息子を抱きしめ、部屋や成績のことを気にかけているだけで充分なこと、母親になれてどんなに幸せだったかを伝えました。

子どもが親にわだかまりの気持ちを抱いていそうな時には、それを言葉にするよう促します。そういった気持ちについて親子で語り合い、人はどんなに愛し合っていても時にはすれ違うこともあること、けれどもそのせいで、愛情や信頼がなくなるわけではないことを伝えましょう。

子どものよいところを話してあげて、親として何も怒っていないと伝えることができれば、その子の人生にとって大きな意味があるでしょう。

第4章のまとめ

死についての子どもの疑問には、その他の質問と同じように、温かく応じてあげましょう。その背景にある不安をわかろうと努力することが、不安そのものの対処にも役立ちます。子どもの発達段階に応じた死の理解の仕方も頭に入れておきましょう。

将来はわからないことも多いものの、当座は安定していて心配はないこと、今ここでの生活を前向きに生きることが大切であることを伝えましょう。それは子どもにとって、人生の大切な学びとなります。

もし親の気持ちが辛すぎて、今を楽しむとか、子どもの将来のことなど考えられないと感じるような時には、親自身が心の専門家に手助けを求めましょう。親の気持ちが安定していなければ、子どもに安心や希望を与えることは難しいものです。

第5章

子どもによって違う、辛さの乗り越え方

困難にどう反応するかは子どもによって違います。子どもを二人以上お持ちの親御さんなら、兄弟姉妹がどのくらい違うかよくご存じでしょう。内向的であまり気持ちを話さない子もいれば、情緒的で思っていることをどんどん話してくる子もいます。

ある研究によれば、人は乳幼児期から成人にいたるまで、性格や周りの環境に対する反応は生涯にわたってほぼ一定であることがわかっています。活発かどうか、他の人への関心、恥ずかしがり度、好奇心、慎重さ、粘り強さ、柔軟性、普段の機嫌、洋服や温度に対する皮膚感覚、睡眠や食事のリズムなどが、これに含まれます。

そういった子どもの性格の〝個性〟を理解しておくことが、その子にあったストレス対処法を理解して、その子を支えるために役立ちます。その子を支える土台として最も大切なことは、親であるあなたが、子どもが将来、立派な大人になれることを信じてあげることです。親であるあなたが自信を持ってあげなければ、子どもは自分に自信を持つことができないでしょう。

あなたの知っている立派な大人の中に、あなたの子どもと共通する性格を探してみましょう。それこそが、あなたの子どもも素晴らしい大人に成長できるという証です。

子どもの特徴を知って育児の手助けとする

子どもの特徴がわかっていれば、その子がストレスを感じた時の反応を予測でき、親としての心づもりができます。

例えば、親の帰宅が遅くなると生活リズムがすぐに乱れて翌日に心身の変調を起こすような子であれば、親が通院で遅くなる日もいつもどおり就寝できるよう、ベビーシッターを雇ったり友人に頼んだりする工夫が必要かもしれません。

逆に寝付きがよくて夜遅くまで起きていても支障がない子であれば、親が通院の日は親類や友だちの家に預かってもらうようにすれば、子どもにとっても親の通院日はたくさん遊べる楽しい時間になります。

子どもの反応を予測するヒント

子どもが、親の病気にどのような反応をしそうか、これまでの人生での見知らぬ状況や環境への反応を参考に予測を立ててみましょう。次の十のヒントをもとに考えてみてください。

①赤ちゃんの時、いつもと違う場所（旅先など）で眠る時の様子はどうでしたか？
②幼稚園、学校、キャンプなどの初日はどんな様子でしたか？
③親以外の人のお世話（親戚、ベビーシッターなど）にどう反応しますか？
④いつも周囲から注目してもらう必要がある子ですか？　それともマイペースでひとりでいて大丈夫な子ですか？
⑤誕生日会など、自分が主役になってみんなに注目されるのは好きですか？
⑥親戚や友だちの家に泊まりに行ったことはありますか？
⑦自分の意向が受け入れられなかった時にどんな反応をしますか？　別の提案を受け入れられますか？

⑧どんなことで機嫌をそこねやすいですか？　その時どのような態度をとりますか？
⑨自分の気持ちをきちんと話せますか？　それとも感情的になったりじっと黙りこんだりしてしまいますか？
⑩心が傷ついた時、どうしてあげると気持ちが落ち着きやすいでしょうか？

子どもの反応のパターンと対応法

親が心配になる子どもの反応には、大きく四つのパターン（タイプ）があります。

(1) 親の病気が気になりすぎてしまう子

親にやたらとたくさん質問し、遊びにも学校にも集中できないような反応です。

子どもが次々に質問をしてきて落ち着く気配が見えない時には、質問の背後にある本当の心配について話し合えていない場合があります。子どもの本当の疑問を聞き出すことが大切です。

もしお子さんが普段からやたらと質問をする子ならば、質問することが気持ちを整理するための一手段で、たくさん質問することで気持ちを整理しようとしている、と理解すればよいでしょう。

子どもが親の病気で頭がいっぱいになっているように見えても、しばらく後で普段どおり遊んだり楽しそうにしているようならば心配ありません。子どもが自分の遊びやいつもの関心事について話すようになれば安心です。親の病気という新しい状況は、子どもにとって入園や入学、新学期のようなものです。新しい環境に最初は不安を感じても、すぐに慣れます。慣れれば心配も消えていきます。

(2) 親の病気の話を聞いても平然としている子

子どもの反応があまりに乏しい時も、親としては心配なものです。子どもが頭の中で何を考えているのかよくわからないからです。子どもから質問がない時は、聞きたいことはないか、心配事はないか、子どもに質問の機会を作ってあげたか、充分な時間をとったかを振り返ってみましょう。

子どもが親の病気について口にしなくても、子どもの行動が普段と大きく変わりなければあまり心配はいりません。また、心の内面を無理に話させても、それがストレス軽減に役立つ保証はありません。子どもが、親の病気についてあえて話をしないという選択をできることも大切なことです。

子どもが心ここにあらずに見えたり、ひどく不安そうであったり、睡眠、食事、遊びなどに変化が見られる時は、親以外の大人や心の専門家と話をさせることを考えてもよいでしょう。

病気に関する情報のアップデートは、親の方から自発的に行ってください。子どもにと

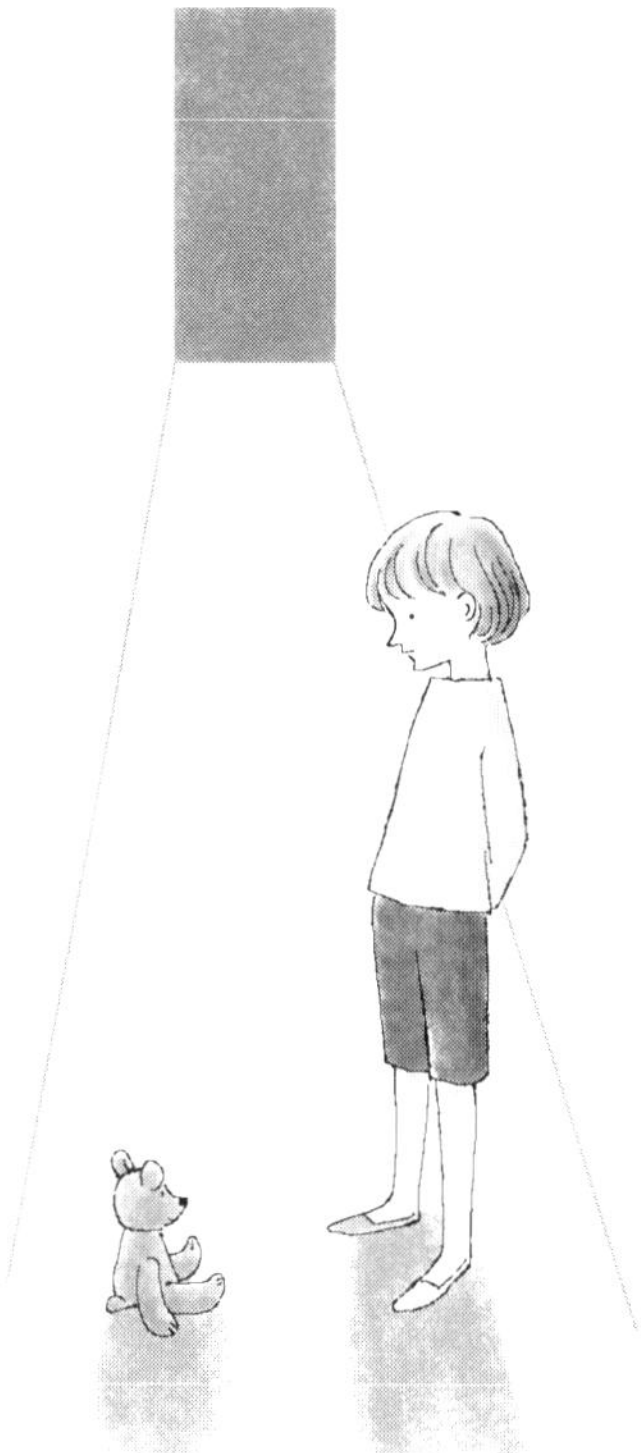

っては、親の病気は他人からではなく、親であるあなたから直接伝えられることが大切なのです。また、子どもがひとりで悩むことがないように、心配な時にはいつでも質問していいことも伝えましょう。

(3) 気性が激しく頑固な子

頑固な子や怒りっぽい子は、実は最も繊細で感性が高い子とも言えます。もともとそのような性格でなくても、思春期にはどの子どもも気難しく、親とぶつかることが多くなります。親に反抗するということは、実は、親の存在を大きく思っていることの裏返しです。そういった子どもにとっては内心、親は親友のように頼りになる存在であり、厳しい世の中を生き抜く上での応援団なのです。

親がそういう存在だからこそ、親が病気になることとは、その子にとっては世界を揺るがすような大きな衝撃なのです。このような子どもには、これまでに困難を乗り越えてきた方法を思い出させ、その子を支えてくれる周囲のたくさんの人の存在を思い出させてあげましょう。

もし親子関係があまりにギクシャクするようなら、カウンセリングを受けることを検討してもよいかもしれません。親の病状が厳しく、子どもとじっくり話し合うゆとりや時間が無い場合も、専門家に助けを求めることをおすすめします。

⑷ 特殊支援が必要な子

知的障害や精神障害などの子どもは、普段から新しい状況を理解する上で特別な配慮が必要で、その子が親の病気を理解できるか、大混乱を来さないか、親はとても心配でしょう。親がこれまでのようにその子の世話をしてあげられないことも、心配のタネだと思います。

そういった子に病気や治療を説明する一番よい方法は、日頃、病気以外の新しいことを説明する時にとっているのと同じ方法をとることです。

生活が変わることについて、これまでどのように伝えてきましたか？　どんな工夫が役立ちましたか？　学校や地域からどのような支援を受けましたか？

一般的には、子どもの一日の流れの中で変わるものと変わらないものを明確にして、説明はごく簡単にとどめることが効果的なようです。例えば、まずあなたの外見上の変化を説明し、その後にそのような変化の理由を簡潔に説明しましょう。

自閉的な子は日常のスケジュールや親の変化に敏感ですから、親以外のお世話係を何人か確保しておけるとよいでしょう。学校の先生やスクールカウンセラーも力になってくれます。

考えを整理する五つの質問

子どもは、親が心配するほど親の病気を気にしていないものです。初めはショックを受けたように見えても、すぐに普段の生活に戻ります。親も、子どもの前で気持ちの動揺を見せても構いません。大人でも時には気持ちが動揺することがあり、その後またいつもの落ち着いた状態に戻る、というお手本を示すことができます。

親自身の不安に対しては、次の五つの質問について考えてみましょう。

①私の病状を知ったら子どもはどうなると、私は想像しているのだろう？
②子どもに話したくないことや聞かれたくないことはあるだろうか？
③病気の話をしたら、子どもが動揺して、日常の生活が送れなくなると、私は心配をしていないだろうか？

④はたして、子どもは本当にそれほど動揺するだろうか？
⑤親である私自身の心配を、子どもの心配とはきちがえていないだろうか？　親の心配は子どもにとってそれほど有害だろうか？

親の病気の話を聞いた途端に、親の看病が自分の役目のように感じてしまう子も中にはいます。そうさせないために、他の大人がちゃんと看病してくれているから大丈夫、と自

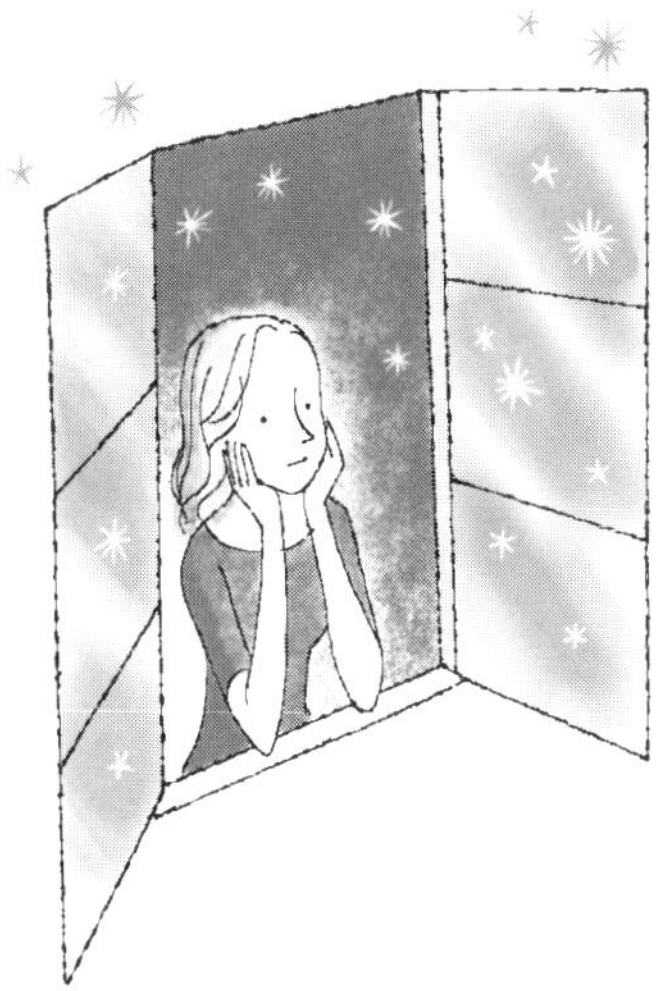

信を持って伝えましょう。医療の専門家が治療に携わっていることも忘れず伝えましょう。

あなたが、医療者を信頼していることを伝えるのも効果的です。治療に不安が伴うことは無理もないことですが、子どもの前であなたやご家族が治療に関する疑問を口にしないよう、言行に気を配りましょう。治療への不安が子どもに伝わると、子どもは心配で親元を離れられなくなってしまいかねません。

第5章のまとめ

親の病気に対する子どもの反応が心配になった時には、過去に出合った大きな出来事や困難を思い出して、子どもがどのような反応をしそうかを考えるヒントにしましょう。

本章で紹介した助言にぴったりくるものがなくても、親御さん自身のオリジナルで、子どものストレス対処を手助けしてあげてください。小さな解決を積み重ねていくことで、子どもは親の病気という課題に向き合い、それが子どもの成長につながります。

お子さんのことを一番知っているのは、あなた自身です。産まれたばかりの赤ちゃんの時から(あるいは産まれる前から!)、これまでに数えきれないほどの大変なことを乗り越えてきたはず。お子さんにとっての一番の心の専門家は、親であるあなたです。自信を持って大丈夫です。

第6章

あなたの症状が子どもに与える影響

病気によって症状や治療は違い、抱える問題はさまざまです。親の体力、体調など、親の状況もさまざまです。親の病気に対する子どもの反応も同じではありません。つまり、同じ病気でも家庭の様子は千差万別です。

親の体調についての子どもの考えは、親の実際の体調と一致しているとは限りません。例えば、けいれんや喘息発作のように救急車を呼ばなくてはならない状況を見たら、実際の病状はそれほどひどくなくても、子どもはとても心配するでしょうし、年齢や性格によっても病気の受け止め方は異なります。

子どもに親の病気の心配をさせすぎないためには、子どもとオープンにコミュニケーションを取ることです。ここでは、よくある症状の対処法を紹介します。

倦怠感(だるさ、疲れやすさ)

倦怠感(だるさ、疲れやすさ)は、さまざまな病気でよくある症状です。子育ては体調が万全でも疲れるものですから、病気による倦怠感は子育てをする上で大きな困難となります。健康な時は、たくさんの行事を掛け持ちしたり、いくつかのことを並行してできますが、倦怠感がある場合はそういうわけにいきません。限られたエネルギーを何に使うか、作戦を立てる必要があります。

体力は、銀行の貯金のようなものです。限られた量の貯金（体力）しかありませんから、一日のうちに使えるエネルギーは残高を見ながらということになります。たくさんのことを一気にするのではなく、動くのは次の振り込みがすんでから（体力が回復してから）、ということにします。

すべての年齢の子どもが、親の体力に限界があることを理解できるわけではありませんが、五歳くらいの子どもなら、親の一日のエネルギーは限られていて、したいことをすべて一日のうちにできるわけではないことが理解できます。もっと年齢の低い子でも、〝疲れた〟という感覚はある程度わかります。

倦怠感は、身体だけでなく精神的なエネルギーにも影響します。疲れている時はストレスに耐えにくくなり、怒りっぽくなるものです。

例えば、五歳の男の子の母親が、疲れている中、居間を片づけた後で台所の掃除に行きました。台所の掃除を終えて居間に戻ると、息子がパズルをぶちまけて近くでブロックを組み立てていたので、母親は息子を怒鳴りつけました。まるで息子が自分を挑発するために、わざと部屋を散らかしたように感じたのです。

このような時、親はどうすればよいでしょうか？

まず初めに、頑張っているあなた自身に優しくしてあげましょう。家事や育児は終わりのない仕事です。一息どころか三息くらいついて、自分の心と体を落ち着けましょう。

少し落ち着いたら、〝ダメージ・コントロール〟をします。被害をそれ以上広げないよう最小限にとどめる工夫のことです。この五歳児の母親の例では、すでに床の上におもちゃが散らかっているわけです。イライラして怒鳴っても、目の前の現実が変わるわけではありません。

そこでできることは、「使ったおもちゃを片づけるまでは、新しいおもちゃを出してはダメよ」と子どもに教えることかもしれません。あるいは、その場では片づけをあきらめて、子どもを寝かしつけて、自分自身も体力が少し回復してから手をつけてもよいかもしれません。

両親で話し合って、片づけや買い物などについてルールを作るのもよいでしょう。子どもにとってわかりやすいルールができれば、先程のようなことを防げる可能性があります。

こういった機会を生かして、子どもが片づけ上手になってくれるといいですね。

「おもちゃを一つ片づけるのは簡単だけど、たくさん片づけるのは大変。だから、いっぺんに一つだけ出すことをおうちの決まりにしましょう」

「病気の治療で、ママはとても疲れているの。自分で片づけたり、少しお手伝いしてくれたりすると助かるな」

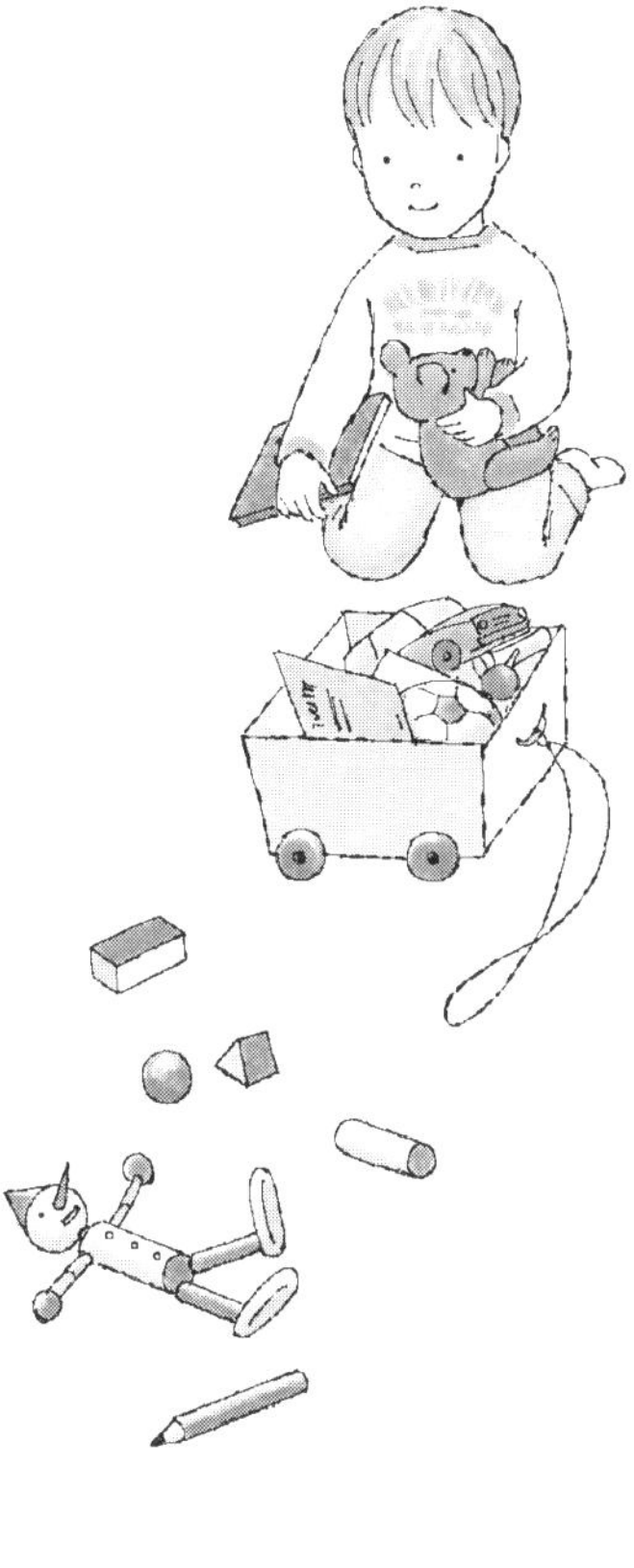

などと話してもよいでしょう。

ルールを示しても子どもが協力しないようなら、状況を再度検討します。先ほどの例で言うなら、パズルをしばらく隠してしまうなどです。自分がきちんと振る舞えば、自分にとってよい結果が返ってくる、きちんとした行動をしなければ、逆の結果になる、ということを学べば、子どもの将来にも役立つでしょう。ただし、このようなルールを決めたら、親は一貫性を持ってそれを維持しないといけません。

痛み

痛みがあると、何もかもすべてが大変になります。

痛みの原因はさまざまです。医療者と充分に話し合い、痛みに対してこれ以上できることがないかを確認しましょう。大きな病院には通常、ペインクリニックや緩和ケア科などの痛みの専門部門があります。

痛みのために、子どもを抱きあげるなどの、以前はできたことができなくなっているなら、子どもにはっきりとできることとできないことを伝えましょう。

「手術をしたから抱っこができないの。でもソファでハグはできるわよ」などです。

子どもは、初めのうちはむずかるかもしれませんが、できることとできないことが一貫していれば、時間はかかっても最終的には受け入れられるようになるでしょう。子どもがルールを受け入れるのにどのくらい時間がかかるかは、年齢や性格によります。

親であるあなたにとっても、それができないのは残念であるということをぜひ伝えてあげましょう。子どもと愚痴を言い合うくらいの感じでも構いません。「抱っこしてあげられなくて残念だわ。背中の怪我さえなければね」というように、できないのはあなたのせいではなく、体調が問題だと伝えましょう。

痛みに波があって、できる活動に変動がある場合は、子どもにはなかなか理解が難しいかもしれません。

「先週はプールに行けるくらい元気だったんだけど、今日は頭痛がひどくて行けないんだ。不思議で困ったものだよね？」といった感じでしょうか。

症状が出たり消えたりすることが子どもにとって辛いのは、子どもが期待してしまうためです。

「一緒にプールに行けなくて本当に残念だ。頭痛とうまくつき合うのは難しくって、一緒に楽しいことができる日とできない日が、なかなか予測がつかないんだ」などと言葉にするのが役立ちます。

痛みは気分にも影響します。痛みがあって怒りっぽくなっている自分に気づいたら、お子さんに「今日パパが怒りっぽいのは、頭が痛くて気分が悪いせいなんだ。ごめんね。〇〇ちゃんのせいじゃないから」などと、あなたの気分の変化は、お子さんのせいではないことを、きちんと伝えることが大切です。

痛み止めの副作用が問題になることもあります。眠気のために車の運転に支障を来したり、ぼんやりしてしまって子どもの話に集中できないこともあります。「お話は聞きたいんだけど、薬のせいで寝てしまってごめんね」などと、居眠りするのは薬のせいで、お子さんの話に興味がないからではないと伝えましょう。自分が愛されていないから注意や時間を注いでもらえないんじゃないか、という誤解を防げます。

集中力や記憶力の障害

子どもの話に関心を向け、話をよく覚えていてあげることは、愛情を示す方法の一つです。子どもの大切な話をあなたが忘れていると、子どもは傷つくかもしれません。

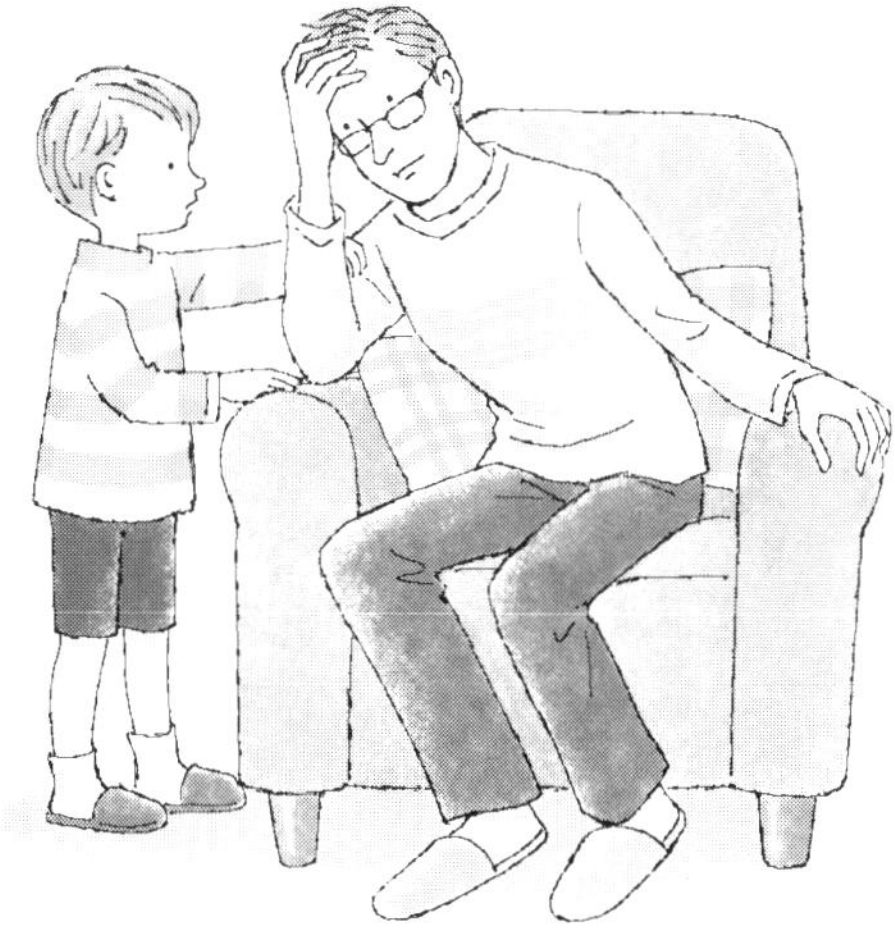

頭の怪我などで、集中力や記憶力の低下がずっと続く病気もあれば、高熱やてんかんなどのように、集中力・記憶力が変動する病気もあります。薬の影響でそうなることもあります。

あなたの行動を子どもに説明し、一見興味が無さそうに見えても、気持ちの上ではちゃんと気にかけている、ということを伝えましょう。

他の人から説明してもらう方が上手くいく場合もあります。

「あなたのサッカーの腕前、パパもとても褒めていたわよ。試合のことを忘れてしまっているのは、交通事故で記憶力が悪くなってしまっているせいなの。忘れてしまうことを辛く思っているのはパパも一緒なのよ」

などと伝えてもらいましょう。

それでも、子どもががっかりしたり悲しく思ったりするのは当然です。子どもが感情を自由に出せるよう配慮しましょう。カレンダーやノートに書き留めるなどして、できるだけ記憶の問題を補うことも有用です。例えば、カレンダーには学校行事などの大事な予定を記入し、ノートには子どもが伝えてきた特別なことを書いておきます。

また、

「記憶力が悪くなってしまって、こうやって書いておかないといけないんだ。できるだけ忘れないように努力するけど、もし何か忘れてしまっていたら、教えてくれる？　忘れてしまっていても関心がないからだって思わないでね」

と記憶を補助する工夫が必要なことを、子どもに話しておくことも有効です。

話すことの障害（失語、構音障害）

脳の障害で言葉を考える力が落ちたり、神経や舌の障害ではっきりと話す力が落ちてしまったりすることもあります。話が通じにくく、子どももあなた自身ももどかしく思うかもしれません。

身振り手振りを上手に使ったり、ホワイトボードやタブレットを使ったりして、コミュニケーションに工夫をこらしましょう。主治医と相談して、言語聴覚士や作業療法士などのリハビリチームとも話し合えるとよいでしょう。自分がどのような話し方になっているか、どのように話すとより伝わりやすいか、医療者や周囲の信頼できる人に尋ねてみましょう。自分の話し方が客観的にわかると、何か工夫できるかもしれません。

ただし忘れないでいていただきたいことは、子どもにとっては、親が話すことよりも、親が自分の話を聞いてくれることの方が、大切だということです。それならばあなたにも充分できるでしょう？

上手く話せないことについて、一言言葉を添えるだけでも相手の印象は大きく変わります。例えば、初対面の人と話す時には、「言葉が不自由なので時間をいただけますか？」というメモを見せるとお互いに焦らず話すことができます。

容貌の変化

子どもは、容貌の変化に敏感です。

小さな子どもは、傷跡を見て自分が傷つけてしまったのではないかと心配してしまいますし、脱毛、人工肛門、糖尿病の注射、医療機器などに強い好奇心を向けます。

純粋な好奇心からくる無邪気な反応ですが、親にとっては気持ちのいいものではないかもしれません。

小学生くらいの子どもは、学校行事などで自分の親が友だちの親と違っていることを気にしがちです。かつらなどで隠しやすいものもありますが、装具や麻痺など簡単には隠せないものもあります。

こういう場合は、あなたにとって子

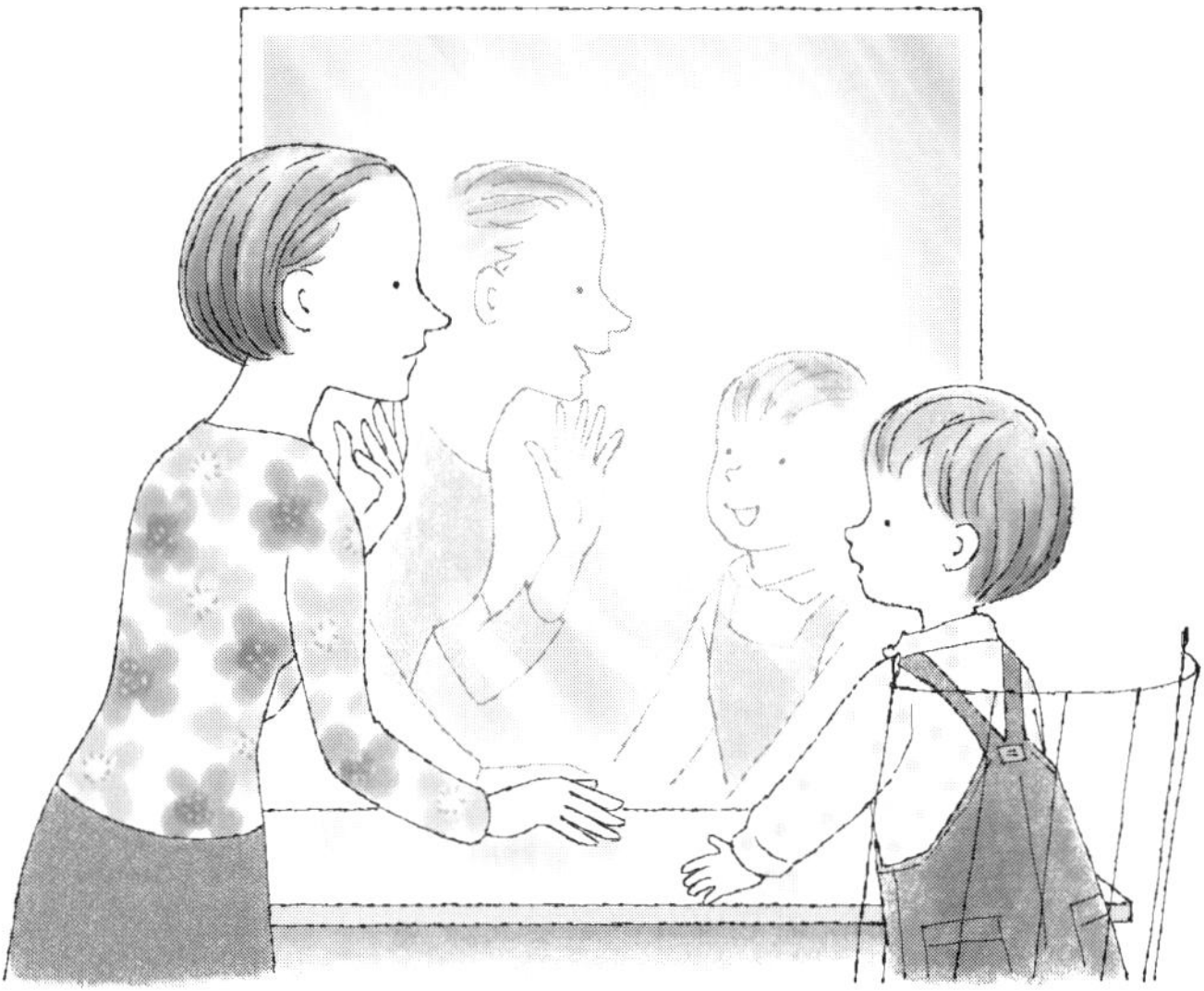

どもの行事に参加することがとても大切なので、たとえ恥ずかしい思いがあっても参加をやめたくないということをはっきりと話すことが大切です。お子さんに対するあなたの気持ちを伝えると同時に、外見や容貌で人を評価すべきではない、ということを身をもって教えるよい機会になるでしょう。

他の子があなたを見た時にどう思うと考えているか、お子さんの考えを聞いてあげましょう。

あなたの容貌を説明する言葉をお子さんに教えるのもよいでしょう。子どもから友だちにあらかじめ話しておいてもらって、あなたを見る前の心構えができるようにしてもらうのもよいかもしれません。

思春期の子どもは、親の容貌に関係なく、たいてい自分の親について恥ずかしがるものです。ですから、思春期の子どもの普通の反応と、あなたの容貌の変化への反応とを区別するのは難しいかもしれません。子どもに率直に尋ね、子どもの感情を批判したり卑屈になったりせずに受け入れましょう。

あなた自身が自分の容貌の変化を受け入れ、周りの人ときちんと話せるようになっておくことが、子どもに対してもよいお手本になるでしょう。

免疫力の低下

免疫力が低下して、ウイルスなどの感染への抵抗力が下がる病気もたくさんあります。子どもを含め家族全員に手洗いやうがいをお願いしたり、友だちの訪問を制限しないといけないこともあるでしょう。

感染の危険にさらされたり、逆に必要以上に制限しすぎたりしないですむように、医療チームと何にどこまで注意すればよいかを話し合っておきましょう。子どもの友だちの親に話をしておく方がよい場合もあります。

周囲の人に話す際には、感染の危険があるのは自分だけで、他の人に病気をうつす危険がないことを、誤解されやすい事柄なのではっきりと伝えておきます。また、どれほど気を使っても、たまたま感染症にかかってしまうことはあると話しておくことも、家族や子どもに罪悪感を感じさせないために大切です。

イライラ

身体の病気は、精神も疲弊させます。ストレスを感じたり、イライラすることも少なくないと思います。

倦怠感、薬の副作用、将来の心配などもそれを助長します。イライラが高じて、子どもに手をあげてしまったり、手をあげてしまいそうになった場合は、それを隠すのではなく、むしろ周囲の人に相談しましょう。

なぜなら、そのような行動をとってしまうということは、それだけあなたの心にゆとりがなくなって、心がSOSを発しているサインだからです。

誰かにうちあけることから、手助けを受け取る第一歩が始まります。一人でかかえ込まないようにしましょう。

生活や育児での自分の負担をできるだけ減らすことも必要です。どうしてもしなくてはならない用事以外は省いたり、疲れている日は子どもと二人きりにならないようにして、イライラをぶつけてしまうことを回避しましょう。カウンセリングを受けるなどの専門家に相談することも大切です。

自分の子どもを傷つけたい親はいません。そうしたくないのに思わずそうしてしまうということは、それだけあなたが頑張っていて、周りに手助けを求めてよいということなのです。

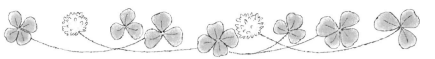

他の症状への対処

食欲不振、下痢、めまい、難聴、神経障害など、症状の種類はいろいろでも、基本的なルールは同じです。あなたの症状に対する子どもの気持ちを、率直に尋ね、あなたの症状の何が一番辛いかを知っておきましょう。子どもは、あなたを傷つけることを、心配して口に出せないでいるかもしれません。

気になるのに話してはいけない"タブー"が家の中にあるのは、家族みんなにとって辛いものです。受け入れがたい気持ちがあることを認めつつ、困難があっても家族の絆に変わりはないことを話し合いましょう。

症状への対応や、症状があっても上手に生活する方法を医療チームと話し合いましょう。あなたの大変さを理解してもらうためにも、パートナーや友人などとも協力してください。

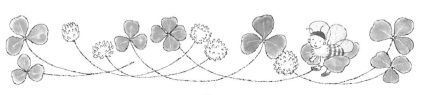

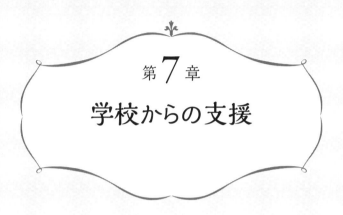

第7章

学校からの支援

学童期の子どもにとって、学校は第二の我が家です。そこでいろいろな大人や子どもと関わり、体と心と頭を成長させていきます。親の病気という、子どもに影響を与える重大な出来事について、親が学校職員と充分なコミュニケーションを取ることはとても重要です。

プライバシーをすべて話す必要はありませんが、親の病気が子どもの生活にどのような影響を与えているかについては話しておけるとよいでしょう。

キーパーソンを選ぶ

学校でキーパーソンになってくれる人をひとり選びます。担任の先生や学年主任の先生、養護教諭、スクールカウンセラーなどが候補となるでしょう。そのキーパーソンと直接会って状況を話し合ってください。一度顔を合わせておけば、後は電話やメールなどで子どもの様子を情報交換しやすくなります。子どもにも、親の病気について学校の誰に話しているかを教えてあげてください。そうすれば子どもは、困った時に学校でその人に助けを求めることができます。学校の誰に話しておくのが一番よいか、子どもの意見を尋ねることも有意義でしょう。

逆に、学校には親の病気を伝えてほしくない、と言う子もいます。学校を親の病気と無関係な場所にしておきたいという気持ちで、これはとても自然なことです。自分が同級生と違う存在と思われたくないので、先生からクラスの中でひとりだけ特別扱いをされたりしないよう、配慮してもらいましょう。

親の状況に重大な変化が生じた場合は、学校のキーパーソンにもそれを伝えましょう。必要に応じて授業を休ませてもらったり、補習を受けさせてもらったり、進路の相談に乗ってもらったりといった支援を受けやすくなります。また、子どもの言動、情緒、成績に変化が見られた時に、学校から知らせてもらうこともできます。そうすれば子どもが悩んでいるサインに対応しやすくなります。親と学校が足並みをそろえて支援できるように、病気について子どもにどのように説明しているかを、学校職員に伝えておくことも大切です。

学校職員にも家族が病気になった経験がある人は少なくないため、自身の経験を生かして子どもに共感したり、毎日を送りやすい工夫を教えてくれるかもしれません。他方、学校職員の中にも、生徒の親の病気にどう対処していいかわからない人もいます。相談した学校職員から適切な支援をもらえなかったと感じたら、スクールカウンセラーや、学校外の心理専門家に相談してみましょう。

　養護の先生は、大切な存在です。体のことを子どもに通訳する役割をしてくれることもあります。

　ある小学校二年生の女の子が、腹痛で毎週一回保健室に通っていました。その子は保健室に来て数分もすると元気になって教室に戻るのでした。母親は、抗癌剤治療を受けて自宅でも激しい吐き気が続いていました。養護の先生は両親と話し合い、その子の腹痛が、不安や心細さの現れであったり、母親の副作用を見て、無意

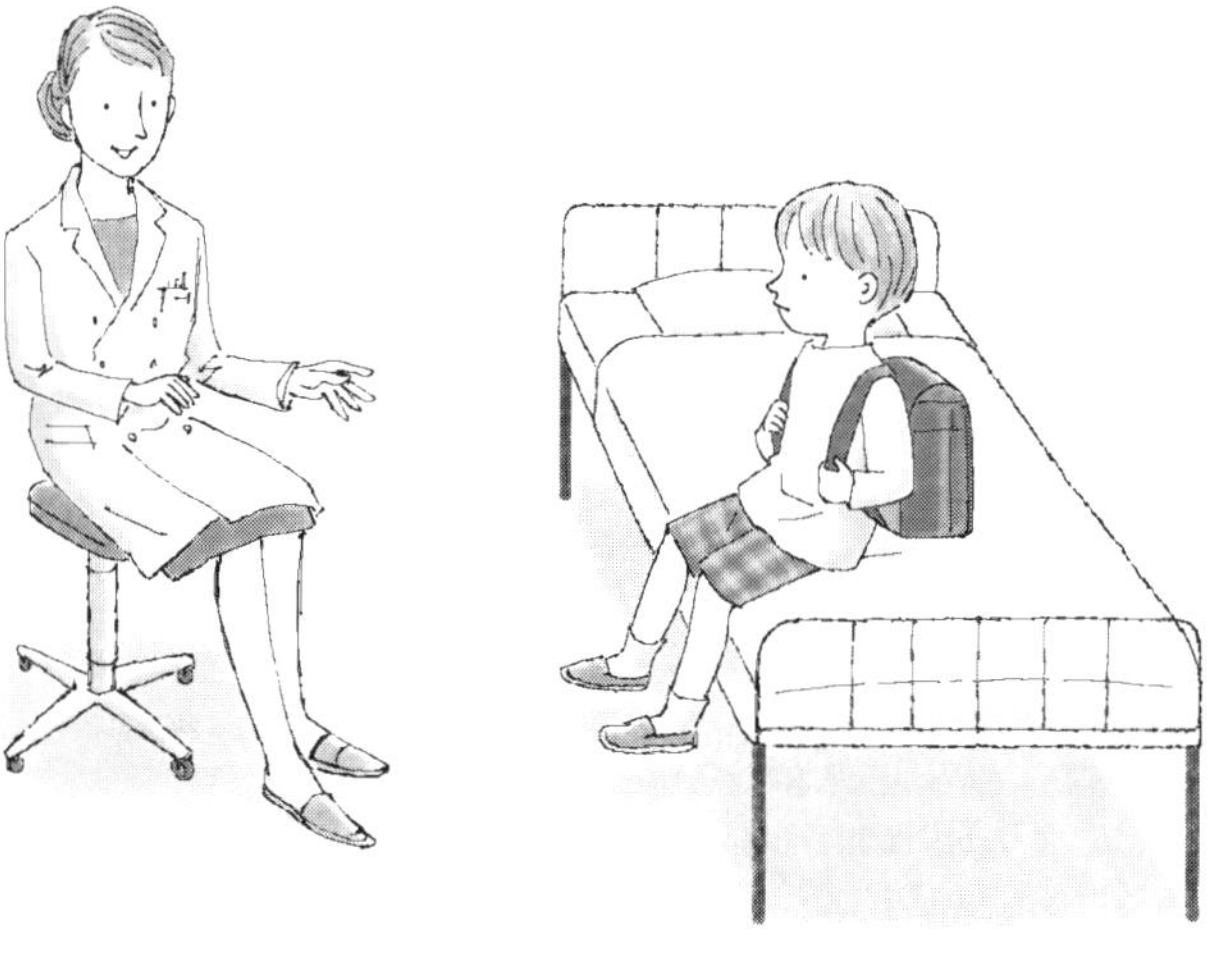

識のうちに母親と同じ苦しみを自分に与えようとしている可能性があるかもしれないと理解を共有しました。養護の先生はそれを担任の先生に伝え、その子が親の心配をせずに教室で過ごせるよう心理的な配慮をしてもらうようにしました。

スクールカウンセラーも大切な役割を果たします。子どもが自分の気持ちを話したくなった時に相談に乗ってくれたり、特別なことがなくても定期的に面談をして心の状態を確認してくれたりします。子どもには、スクールカウンセラーがどのようなことをしてくれるか、そして相談することは全く恥ずかしくないことなどを、親や先生から伝えておくとよいでしょう。

子どもをかげで見守る

学校はいろいろな形で子どもの助けになれます。

担任の先生が特別に目をかけてくれたり、部活のコーチが声をかけてくれたりします。そういった配慮で助けられる子どもがいる一方で、それをかえって負担に感じたり、他の子と違う目で見られているようで嫌がる子どももいるのも事実です。親の病気のことは学校では忘れていたいと思うかもしれません。

親が自分の病気のことを学校に伝える際には、普段の生活はこれまでどおり普通に接してほしい、何か心配なことがあった時だけ配慮や連絡をしてほしいと伝えておくのがよいでしょう。

学校行事での配慮

学童期の子どもは、親の外見の変化や、友だちの親との違いに敏感です。自分が友だちと同じかどうか、友だちにどう思われるかが最大の関心事だからです。

病気に対する友だちの無理解からくるイジメやからかいを防ぐために、親の病気のわかりやすい説明を、子どもに教えておくのは一つの手です。子どもが説明しやすい言葉を具体的に一緒に考えましょう。

例えば、「お父さんは、薬で髪が抜けたけど、またちゃんと生えてくるんだ」「お母さんは今日は体調が悪いから、叔母さんが代わりに授業参観に来てくれたんだ」「もううちの親の話はやめようよ。さあ、サッカーしよう」などです。

勉強への配慮

親が病気になった後に、注意力散漫になったり成績が落ちたりする子どもは少なくありません。親への心配という心理的な原因の他に、これまでの家族の生活習慣が崩れて勉強の時間がとりにくくなることや、親に宿題を見てもらえなくなるなどの影響があります。子どもの生活リズムについて改めてアドバイスをしたり、他の大人（祖父母など）の手を借りたり、塾に通わせたりすることも検討しましょう。

学校に行きたがらなくなる子もいます。

ある小学校四年生の女の子は、母親が入院してから学校に行けなくなりました。泣きべそをかいたり、いつもおばあちゃんと一緒でないといられなくなったりしました。心配した母親は、自分のブレスレットを娘に渡し、学校につけて行ってもよいと伝えました。放課後に病院にお見舞いに来てもよい日を伝え、毎晩病院から「おやすみなさい」と電話をかけました。状況を学校の先生にも伝え、しばらくの間、特別に目をかけてもらうよう調整しました。

出欠や成績に影響が見られる場合は、宿題を学校でしたり、補習を受けられるように学校と相談してみてください。それでも変化が一カ月以上続くようなら、スクールカウンセラーなどの支援を受ける検討をしましょう。ただし、多くのケースでは、心の病気などではなく、単に親の病気によって生活習慣が崩れていただけという場合が大半です。親の病気の心配はあっても、公私のけじめはちゃんとつけること（例：遅刻をしない、学校の規則を守るなど）は、子どもの成長にとって大切です。

時間割や授業内容への配慮

保健体育、理科、生活など、人の病気について扱う教科があります。そういった教科は、子どもにとって心理的な負担になりうる反面、親の病気を理解する上で役立つ可能性があります。どのような配慮が望ましいか、担任の先生と意見交換しておくとよいでしょう。

ある小学校三年生の女の子は、父親が重い病気で入院していました。学校側は、病気に関する授業がその子の心理的な負担になるのではと考えましたが、本人と相談したところ、父親の病気を理解するために体の仕組みについて勉強したいと答えたため、授業は通常どおり出席することに決めました。

国語の授業も活用できる可能性があります。児童文学には死別や離別にまつわる話が多く、子どもが親の病気の中で経験する喪失感や孤独感を理解し、癒してくれる材料となります。主人公の心情に理解を示すことで、自分の気持ちを表現する方法を見つけやすくな

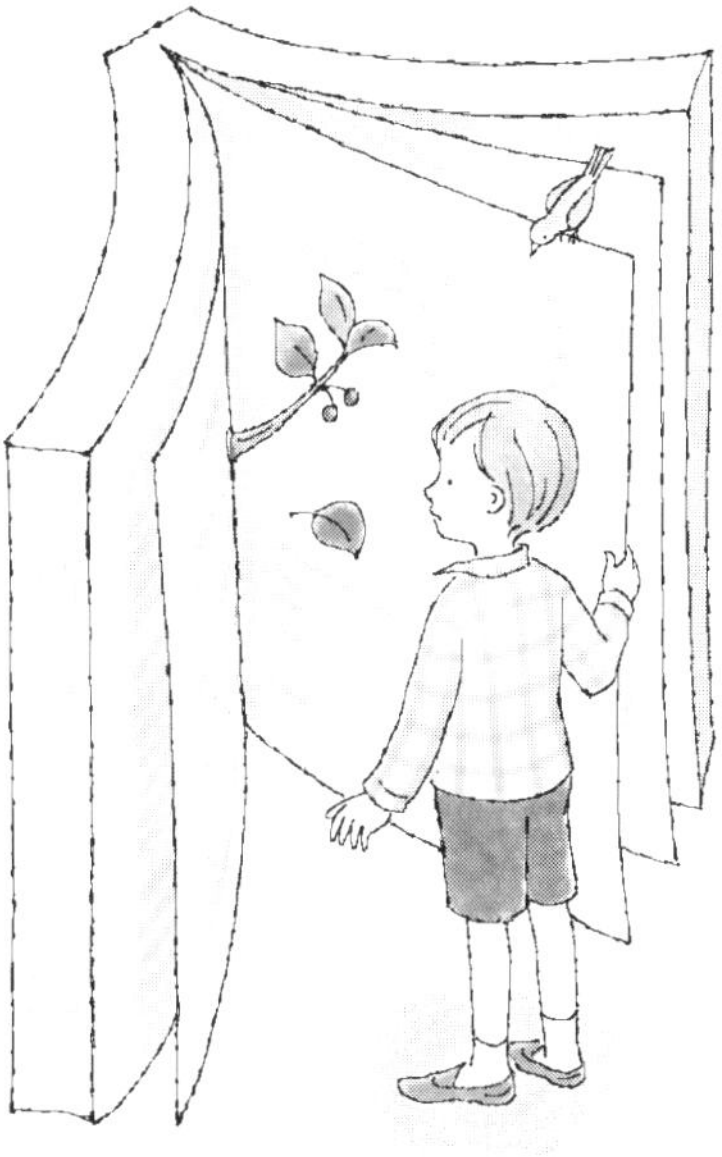

ります。

小さい子どもは、家族問題や家族の病気などを、自分でお話を作ったり、ごっこ遊びをしたりします。お話やごっこ遊びは、子どもが自分の気持ちを処理する上で役立つので、あまり心配せずに見守っていればよいでしょう。病気や死についての本を避けている子どもの方が、親の病気や死を身近に感じ不安になっていることが多いものです。子どもがどのような本を読み、どんな遊びをしているか、注意してみましょう。

学校からの支援のためのチェックリスト

- □ 学校でのキーパソンを選ぶ
- □ 子どもをかげで見守る
- □ 学校行事での配慮
- □ 勉強への配慮
- □ 時間割や授業内容への配慮

第8章
入院中の面会(お見舞い)について

入院中の親に会いたいという子どもの気持ちは、大切にしたいものです。それは子どもが何歳であっても同じことです。

まずは子どもに、親に会いに行きたい理由を尋ねてみましょう。会えなくて寂しいという単純な理由のこともあれば、親の体調を自分の目で確かめたいとか、親がいったいどんな環境にいるのか病院の様子が気になっている、といったこともあるかもしれません。

子どもを病院に連れて行く前に、大人たちの中で話し合いをしておきましょう。お見舞いにあたって、子どもを不安にさせてしまわないか、親の容貌が入院前と変わってしまったことをどう話そうかなど、心配事はありませんか？　この章では次のようなことをお伝えします。

《子どもが親に会いに行くために》

・親に会いたいという子どもの気持ちをできるだけ尊重する
・親に会う前に下準備をする

- 親との面会時間を心地よく過ごせるようサポートする
- 面会は、子どもの気持ちをよく理解してくれている大人と一緒に行く
- 面会の後は、子どもが何を感じ、考え、思ったかを尋ねる
- 親自身が動揺したり、心の準備ができていない時は、面会の延期を検討する
- 子どもが親に会いたくないと言った時には、どんな心配をしているかに心を配る
- 会えない時は、電話、メール、手紙など、親と交流する代わりの方法を考える

面会前の下準備

面会（お見舞い）に関する心配の多くは、前もって準備しておくことで和らげられます。入院していないもうひとりの親か、入院中の親と最近面会をした人が、病院の様子を子どもに話しておくとよいでしょう。

例えば、病院の建物や部屋の様子、同室者はいるのか、ママやパパの具合はどうか、どのような医療機器がついているのか、以前とどう違うのか、どのくらいの時間面会できる

のか、帰りたくなったらどうすればいいのか、などです。

病状が重い時は、病室に入る前に、医療スタッフに現状を確認してから入室するようにしましょう。

できれば、看護スタッフと入院中の親のスケジュールを確認して、子どもとの面会の計画を一緒に立ててください。体調が一番いい時に面会ができるように、ケアや投薬の時間に配慮をしてもらえるかもしれません。

親との面会の注意点

病状によって、どのような形で面会ができるかは変わってきます。子どもが想像していた親の様子と違った場合には、その理由を説明してあげましょう。例えば、親が眠そうにしていたなら、それは薬や治療の影響であって、子どもに会えても嬉しくないからではないということを伝えます。

子どもが、病院や親の変化に馴染んで、親と心のこもった面会をできるようになるには、少し時間がかかるかもしれません。小さい子の中には、病室に入るのをためらったり、包帯をして眠っている親を見て「本当にママなの？」と何度も確認が必要だったりする子も

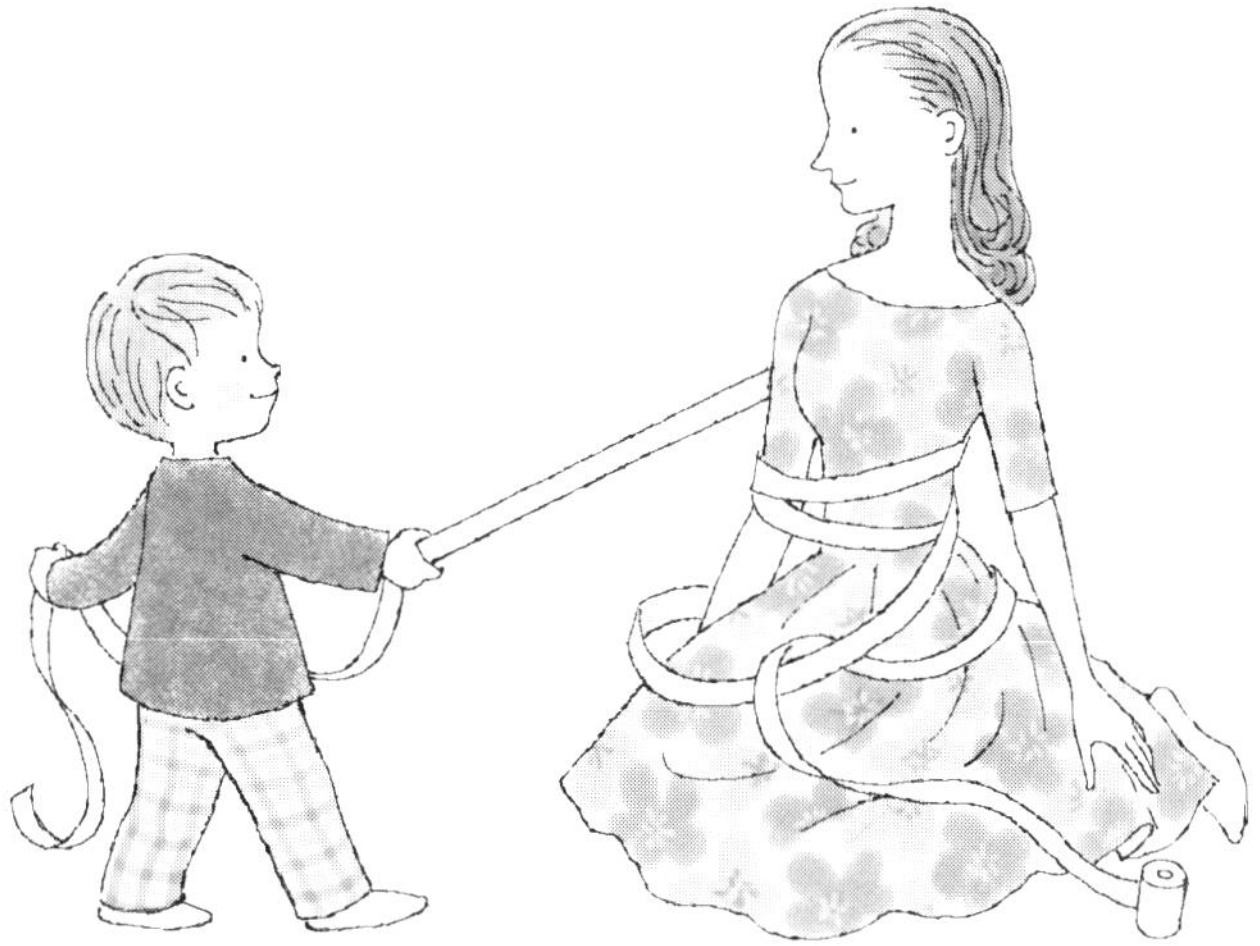

います。

そうかと思うと、点滴や包帯など目もくれずに母親に触れ、添い寝をしたがる子どももいます。

病室でしていいことといけないことを、きちんと伝えてあげることは大切です。例えば、「ママの手を握ったり、キスしてあげたりしてもいいのよ。でもベッドの上で飛び跳ねたり、お部屋で大きな声を出したりしてママをびっくりさせないでね。胸に傷があって触ると痛いから、ギュッと抱きしめたりはしないでね」などです。

そうすれば、初めは遠慮がちにためらっていた子も、安心して親のそばで過ごすことができるようになるでしょう。

親が長期入院している場合は、病室やラウンジで宿題をしたり、静かにゲームをしたりなどと、家庭の延長のように過ごすようになる子どももいます。

大きな病院には、チャイルド・ライフ・スペシャリストという子どもの心のケアをしてくれる専門職がいて、子どもの行動や感情表現を支援してくれることもあります。

子どもをよく理解している人と一緒に面会する

面会には、子どもの気持ちをよく理解している人が付き添えると理想的です。小さな子には、面会に飽きたり気持ちが辛くなったりした時に相手をしてくれる人や、一緒に病院の売店などに行ってくれる人が必要かもしれません。

年上の子も、家族が長く病室に残らないといけなくなった時に、先に家に連れて帰ってもらえるような人が一緒に来てくれていると心強いでしょう。

子どもの気持ちを支える

子どもにとって病院を心地よい場所にするために、子どもが病院でよくできたことは何でも褒めてあげましょう。たとえ、数分の面会でも、その時間が親にとって、意味のある大切な時間であったことを伝えましょう。

面会の後は、子どもがどのように感じたかを話し合っておきましょう。驚いたこと、嫌だったこと、よかったこと、嬉しかったことなどです。

子どもは大人が思いもよらない感覚を持っていることがあります。面会した親のことよりも、病院の医療機器や、病室で見かけた他の患者さんの方に関心が向いてしまうこともあります。

もし子どもの気持ちが動揺したようであれば、次の面会の時には、動揺を少しでも和らげる方法を考えましょう。

面会を見合わせた方がよい場合

入院中の親が、混乱・興奮状態の時や、意識がもうろうとして我が子だとわからないような時は、子どもが恐怖を感じないように、面会を延期したり見合わせたりした方がよいかもしれません。

薬で眠っている時や昏睡状態の時は、面会を避ける必要はありません。子どもには親の手を握ったり、言葉をかけたりするよう勧めてあげましょう。

「眠っていても、声は聞こえていて、そばにいることはちゃんとわかっているよ」と伝えてあげると子どもはホッとするでしょう。

親の病状が悪い場合も、早いうちから状況を伝えておくことで、子どもは心の準備ができます。

子どもが面会したがらない場合

入院中の親に会いに行きたくないと言う子どもがいます。「どうして会いに行きたくないの？」と、子どもの気持ちを確認しましょう。

小さい子どもは、何か怖いことを想像しているかもしれません。注射や血などです。「ママと会っている間に、注射をされたりしないよ。嫌なことがあったら、いつでも病室を離れていいよ」

「何が起こっても、看護師さんやお医者さんがママのそばにいて助けてくれるよ」などと、子どもが恐れている内容をわかりやすく話してあげましょう。

年長の子どもは、親の体調が悪い姿を見たくなかったり、単に病院の環境を居心地わるく思ったりしているのかもしれません。子どもが何を感じ何を思っているのかを、批判的にならずに聞きましょう。

子どもの中には、自分の目の前で親が死んでしまうことを心配して、その場面を見たく

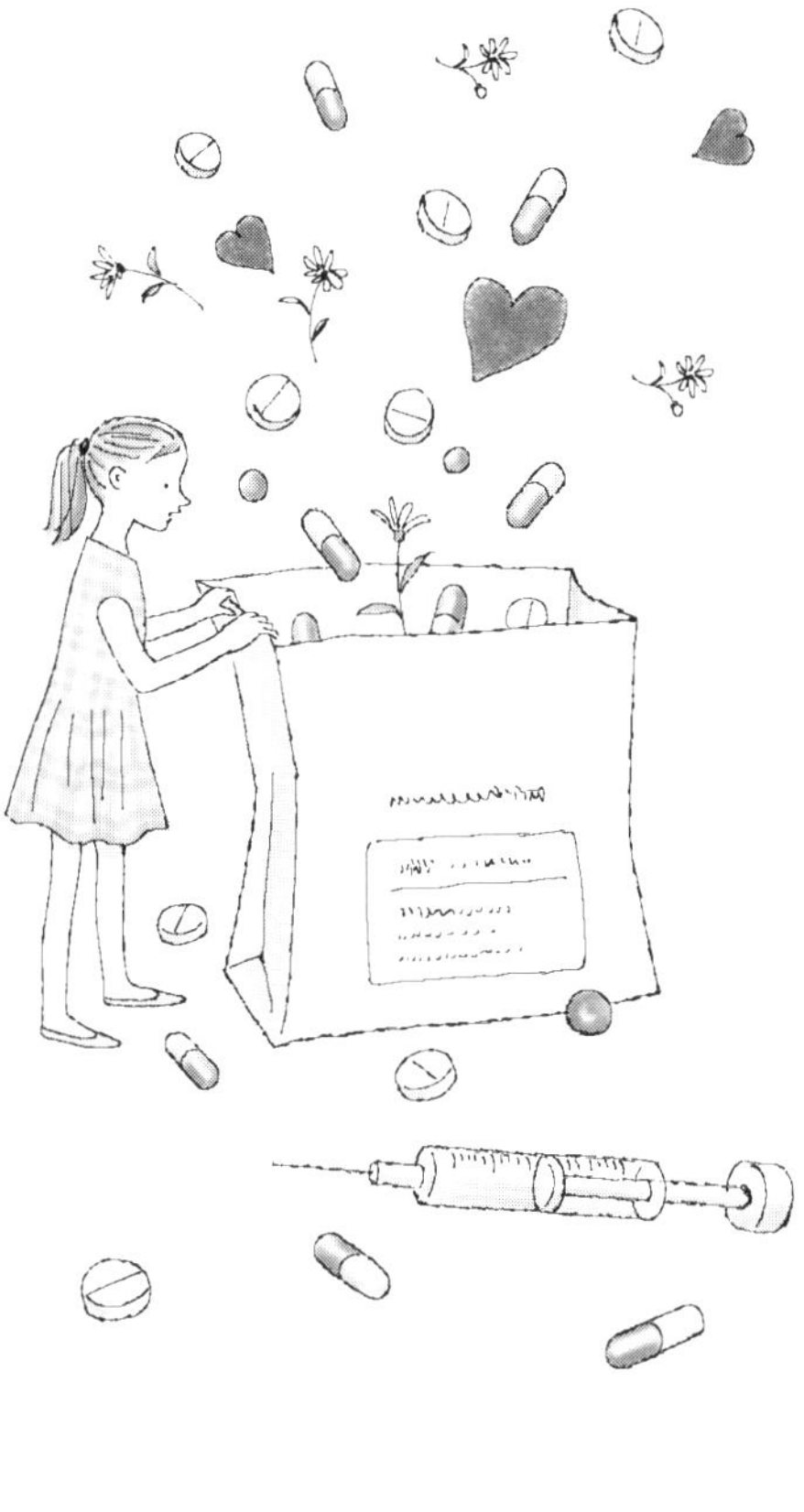

ないという理由で病院に行きたくないと思っている子もいます。そういった気持ちをじっくりと話し合うだけで、気持ちが落ち着いて面会に行けるようになることも多いものです。面会以外の方法で親子の絆をつなぐこともできるので、面会を無理じいする必要はありません。

親に会わない時・会えない時にできること

親に直接会えない時は、電話、メール、ＳＮＳなどで話をできるとよいでしょう。写真やビデオレターで意思疎通を図ることも可能です。絵を描いたり手紙を書いたりして親に届けることもできます。

親の方は、もらった絵やメッセージをどれだけ嬉しく思ったかをきちんと子どもに伝えましょう。小さい子どもにとって、親に喜んでもらえることはとびきり嬉しく、満足を感じられるものです。

面会をしてきた大人は、面会できない子どもに、入院している親の様子を伝えてあげましょう。

例えば、

「ママの体調は少しよくなっていたよ。起きて廊下を歩くことができたんだよ」

「パパは、病気を治すために入れていた鼻のチューブが抜けたよ。明日からは、お口から少しずつ食べられるんだって」

などです。

よくない知らせであっても、できるだけ子どもには状況を伝えてあげましょう。

「今使っている薬は、パパの病気にはあまり効いていないみたい。でもお医者さんは別の薬に変えて治療してくれているのよ」

などです。

看取りが近づいた時

病状が非常に悪く回復の見込みがない時には、子どもが親に会ってお別れが言えるようにすることは大切です。

たとえ親が意識のない状態であったとしても、子どもは、大人と同じように、お父さんやお母さんが亡くなる前に伝えたいことや聞きたいことがあるかもしれません。思春期の子どもは、特にそうです。

入院中の親に会いに行くチェックリスト

- □ 面会前の下準備
- □ 親との面会の注意点
- □ 子どもをよく理解している人と一緒に面会する
- □ 子どもの気持ちを支える
- □ 面会を見合わせた方がよい場合
- □ 子どもが面会したがらない場合
- □ 親に会わない時・会えない時にできること
- □ 看取りが近づいた時

第9章
経済的なこと、法的手続き

大きな病気にかかった場合は、家計や法的手続きについて考える必要があるかもしれません。こういったことを考えるのはあまり気分のよいことではありませんが、心配なことを現実的に考えることで、家族の安心につながるでしょう。病気によっては働けなくなったり、介護が必要になったりすることがありますし、治療費や通院・入院に伴う諸費用も必要かもしれません。

収入と支出を改めて見直し、子どものためにどのくらい財産を残すかのやりくりも考えなくてはなりません。たとえ病気でなくても、不慮の事故などで働けなくなることは誰にでも起こりえます。前もって考えておけば、子どもが余計な苦痛や混乱に巻き込まれずにすむでしょう。

親が病気にかかると、子どもは生活の見通しに不安を覚えます。「もしお父さん、お母さんが死んでしまったらどうなるんだろう?」「誰と一緒に生活するんだろう?」「今の家に住み続けられるのだろうか?」「大学に行けるだろうか?」などという疑問です。

疑問に対する答えを用意することで、子どもは、たとえどんなことがあっても親は自分のために全力で取り組んでいてくれるという安心感を得ることができるでしょう。これは親から子への愛情の表現と言えます。親は、「子どもはもしもの心配など考えてもいないだろう」と思いがちですが、実際には多くの子どもが将来について具体的な心配事を抱えているものです。

こういった話は、子どもをかえって動揺させるのではないかと懸念する親もいますが、「もしもの可能性」を子どもの方から聞いてきた時には、きちんと答えた方がよいでしょう。それが口火となって今まで口にできなかったさまざまな悩みを打ち明けてくる子が多いですし、親にとっても問題に直接的に取り組みやすくなります。

計画や法的手続きを先延ばしにしない

将来のことを考えるのは気分のいいことではないので、二の次にしてしまうことが多いものです。「病気が悪くなることなど考えたくない」「遺言やお墓の話なんて縁起が悪い」

などという声はよく聞きます。不安なことをあまり考えすぎないことは、心の安定を保つ上である程度必要ですが、子どもを抱える親としては適切な態度とは言えません。将来の計画に取り組むことは、親としての大切な仕事です。

雨に備えて傘を持ち歩くように、遺言を書き、子どもの親権者を選び、家計を見直して、万が一に備えましょう。「最悪に備えて準備をしながら、最善を期待する」という言葉があります。心配事は、考えないようにするのではなくて、万が一そうなったとしても大丈夫なように計画を立てることで、つきまとって離れない不安を減らすことができるのです。

これらをひとりで考えるのは実務的にも心

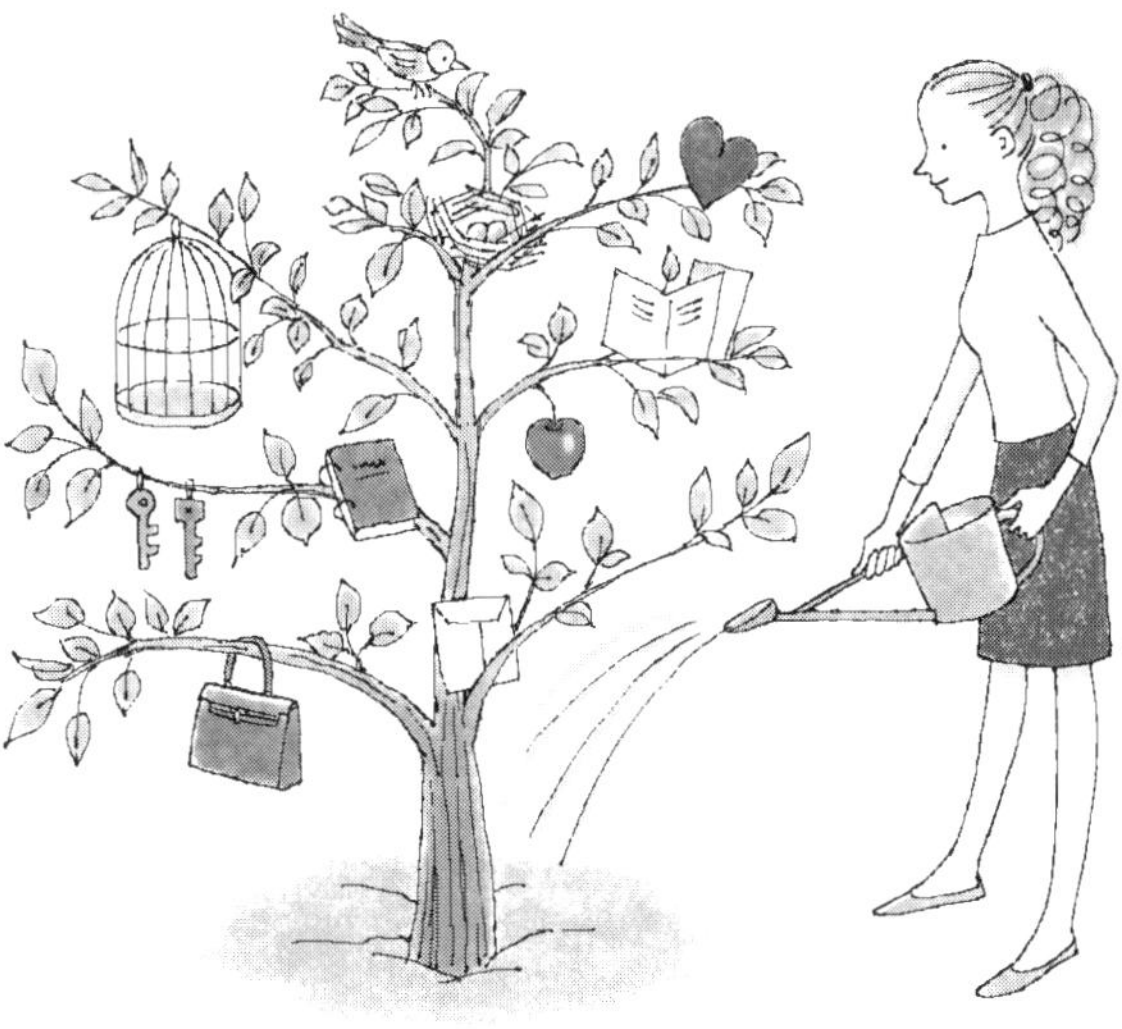

理的にも大変なので、夫婦や兄弟姉妹、場合によっては税理士などの専門家と行うのがよいでしょう。親戚があれこれと口をはさんでくる場合には、信頼できる人の優先順位をつけて対処します。子どものための大切な判断ですから、曖昧にせず自分の考えをはっきりと口に出すことが大切です。

支出

手始めに、現在の支出を計算してみましょう。

家賃や住宅ローン、公共料金、通信費、車の支払い、教育費など、一カ月の支出を見てみます。それから、一年間の平均に基づいて必要な食費と服飾費などを追加します。学校の授業料や保険金などの、年一回や年四回といった支出も含めるのを忘れないようにしましょう。クレジットカードの利用明細を見ると、前年に何にお金を使ったかがわかりやすいです。

車や家の修理費、医療費といった予測できない支出のためにお金をとっておくのも忘れてはなりません。現金を何に使っているかも考えましょう。想像よりも多くのお金が、飲み物やお菓子代として消えています。外食、映画鑑賞、クリスマスやお正月の支出、夏休みなどの行楽費も確保してください。

家計が厳しいと、まず娯楽費を削ってしまいがちですが、生活に楽しみは大切です。むしろ、日々のちょっとした出費を、外食の代わりにお弁当を持っていく、安易にペットボトル飲料を買わないでマイボトルにする、などで節約すれば、娯楽費分くらいは簡単に捻出できるものです。

家計の節約については、本やインターネットでさまざまな情報が得られるので参考にしてみてください。

収入

手取りの給料と、公的扶助などの収入を合算して、支出のリストと比べてみます。貯金や、必要となったら売ることができる資産はありますか？

やりくりが厳しい場合には親や親戚に頼らざるをえないかもしれませんが、それは充分に検討し、慎重に話し合いを進めることが大切です。お金の問題をきっかけに家族間の軋轢につながることは少なくありません。大切な家族関係を壊してしまったら、何よりも、子どもにとって不幸です。

将来のための経済的な計画

身体障害が生じた場合や亡くなった場合のシナリオを考えて、将来の経済的な計画に取り組みましょう。まず、生命保険や障害保険の契約内容を確認します。それによって月々使える金額は大きく異なります。就労している方は、勤務先の福利厚生部門にも相談してみましょう。病院のソーシャルワーカーが、経済的な問題の最初の相談先になってもらえるので、早めに相談しましょう。

また、家事・育児がどれくらいの労働時間かも考えてみてください。例えば、専業主婦で育児をしていた母親が、病気で動けなくなった場合、夫が仕事を減らして早く帰宅したり、有料の託児所やベビーシッターを頼んだりしなければならないかもしれません。市町村によって公的な扶助制度が異なるので、市役所で相談したり、ホームページを見てみましょう。

あまり考えたくない話題ではありますが、万一亡くなった場合の財産相続の問題も重要です。話しにくく難しい話題だけに、生前に話し合っておかないと、後になって家族内でもめてしまうことも少なくありません。繰り返しになりますが、人生のさまざまな事柄を整理しておくことは、子どもに対する親の大切な役目なのです。

検討しておくべき法的手続き

一方の親が亡くなった場合、基本的には子どもの親権は、生きているもうひとりの親が持ちます。両親とも亡くなった場合、子どもの未成年後見人を遺言で指定していて、家庭裁判所が適切と判断すればその人が未成年後見人となります。特に遺言がない場合や、親が指定した後見人がその役割を果たせない場合には、親族が申し立てて、別の未成年後見人を選定します。後者は、未成年後見人が遠方であったり、健康状態に問題があるといった事由が必要です。

離婚や内縁の場合はさらに複雑なので、弁護士や司法書士に相談しましょう。離婚している場合、元配偶者に連絡をとって、今後の養育の相談を始めてください。

相手に養育権を戻したくない場合、例えば次のように話を切り出すこともできます。

「娘が、お父さんお母さんはどうなるのか不安みたいなの。私がいなくなった後は、私の妹と暮らしていけたらと思っているの。よくなついているし。引っ越してあなたと暮らすのはあの子にとっても大変だと思うの。あの子を安心させたいから、親権を放棄してもらえないかしら。どんな手続きが必要か調べるわ」

　過去に相手から虐待の傾向があった場合には、子どもの養育にふさわしくないという証拠になるので、弁護士などに相談してください。養育権を放棄することと金銭的援助は別の次元のこともあります。子どもにとって法的に最もよい方法を相談しましょう。

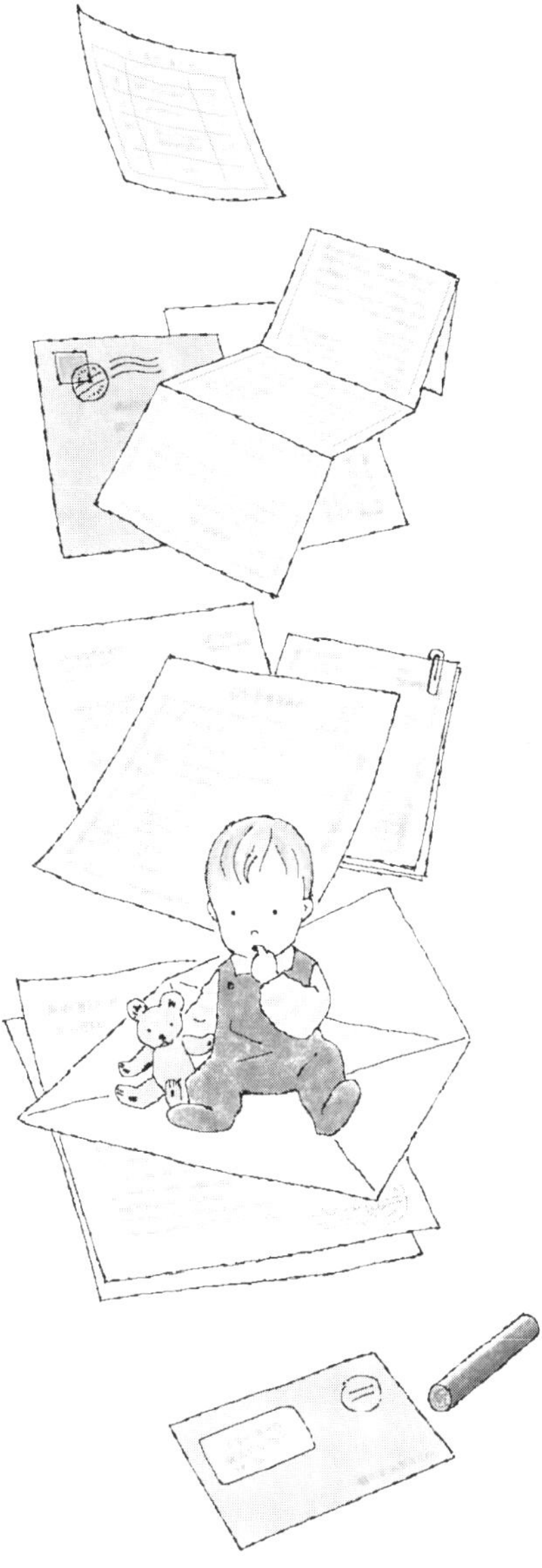

公認会計士やファイナンシャル・プランナーと相談する

お金の使い方や計画については、ファイナンシャル・プランナー、公認会計士、司法書士などが手助けしてくれます。会社の人事課や福利厚生部門に聞いてみてもよいでしょう。ファイナンシャル・プランナーとの初回相談は無料なことが多いので、信頼できる人に紹介してもらうとよいでしょう。法律相談は、法テラスなどの組織を利用すれば安価で利用することができます。

弁護士やファイナンシャル・プランナーと相談できる時間は限られていますし、有料の場合は相談時間あたりの費用がかかることも多いですから、相談する前に本やインターネットも参考にしながら、相談したいことを整理しておきましょう。

相続についての準備〜子どもに資産を残すには

資産がある場合、子どもがこれからの生活を安心して送れるよう、できる限りよい形で残したいものです。信託財産や遺産相続には、司法書士や弁護士の手助けを得ることが望ましいですが、考えるべき要点を記します。

今後子どもの保護者となる人が、信頼に値する人ならば、子どもの将来の状況に合わせて、子どもにとってのベストな選択肢を考えてお金を柔軟に使ってもらえるようにする方がよいでしょう。

例えば、お子さんが進学した高校が合わなくて、公立から私立に転校させた方がよいと思ったなら、大学進学用の貯金をいくらか使って高校の授業料にあてるという方法もあります。

こうした場合には、今後状況によってその時の親権者・未成年後見人に判断を任せる、と指針を遺しておくことができます。

ひとりの人物だけに親権者・未成年後見人を任せるのが心配な際には、子どもの保護者と資産の管理者を別にすることもできます（身上《しんじょう》監護権と財産管理権を別にする）。子どもも思いでも、金銭管理には不安な人である場合に有効です。

シングルや血縁でない親の場合

親が未婚（シングル）であったり、血がつながっていない場合、法律問題はさらに重要です。一般的に病院では、病状説明や面会を近親者（父母兄弟など）に限っていることが多いです。

法的権利を持たない親族が、病状や学校の状況に関わって後から問題になる可能性もあります。医療関係者や教職員と、親や親族の役割について明確にしておきましょう。守秘義務や法的文書の際に問題になることがあるからです。

内縁のパートナーなどが親としての役割をきちんと果たしていたとしても、法的資格がなければ子どもと安定して暮らしていけないこともあります。このような場合、法的に望ましいあり方を弁護士などに相談しておくのが確実です。

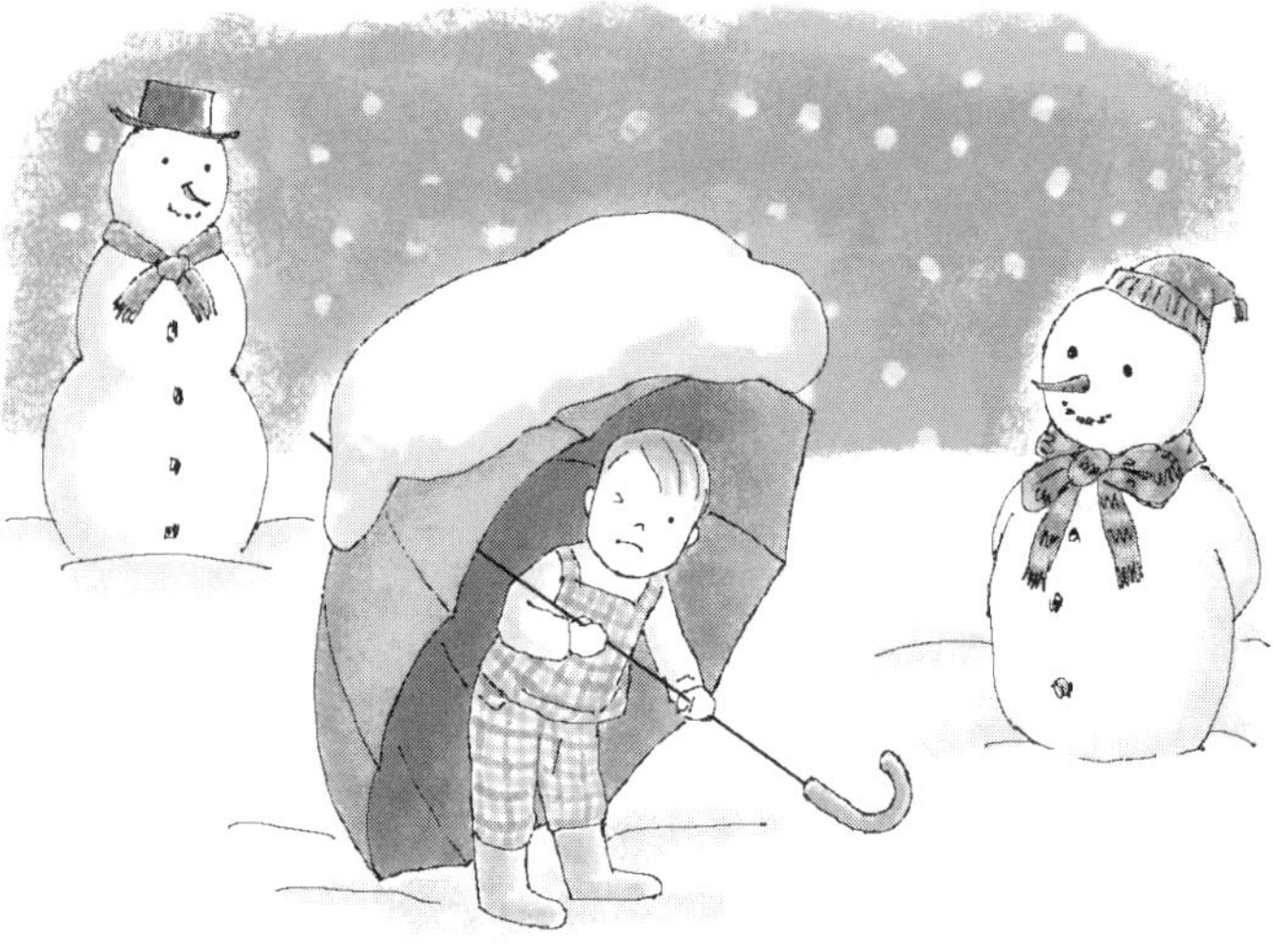

ある家族の例

Aさんは夫を亡くしており、二人の子（十歳と六歳）と、パートナーの男性とその母親の五人で暮らしていました。

Aさんとパートナーは結婚しておらず、子どもと養子縁組の手続きもしていませんでしたが、パートナーは長年にわたって子どもの面倒をよく見ており、誰もが、その人を子どもたちの親だと思っていました。

ある時、Aさんの持病が悪化して、重篤な状態になりました。パートナーは二人の子どもの学校の先生の信頼を得るのに苦労しました。

さらに、Aさんの入院中に下の子が怪我をして救急病院にかかりました。医療処置を受けるにあたって、パートナーにもその母親も親権がないため、同意書にサインする権利がありませんでした。

二人は病院スタッフに、母親が集中治療室にいて同意書にサインできないこと、自分たちが親代わりをしていることを納得させなければなりませんでした。もし子どもの怪我がもっと深刻だったなら、医療の意思決定にさらに厳密な法的手続きが必要だったかもしれません。

計画が大切な理由

親が障害を負ったり亡くなったりした際に備えて、資産の計画をしておくことは、どのご家族にとっても大切です。

未成年の子どもがいるご家族は、親権・後見人をどうするか準備しておく必要があります。大切なお子さんが、誰か心ない大人の一存で不幸にならないよう、将来を見据えてしっかりと準備をしておきましょう。

親族との関係をやり直したり、資産計画を立てたり、奨学金を探したりと、前もって準備できることはたくさんあります。不測の事態に備えて親が一生懸命考えてくれているとわかると、子どもは自分が愛されていると感じることができます。

十二歳の少年M君は母親と二人暮らしでした。母親は進行性の腎臓病で血液透析を受けていました。両親はM君が二歳の時に離婚し、お父さんは再婚して遠方に住んでいて、クリスマスと誕生日にお小遣いを送ってくれる以外に接する機会はありませんでした。ある時、母親が感染症で入院しなければならなくなりました。M君は心配になってきました。「もしお母さんが死んじゃったら、ぼくは誰と暮らすの？」。母親はM君に、どんなことを心配しているのか尋ねました。

M君は、父親のことをよく知らないこと、父親のもとに引き取られて知らない土地で暮らさなくてはならないのではと心配していること、を話しました。M君は慣れ親しんだ土地で、学校、友だちと暮らしていきたかったのです。母親は、同じ街に住む自分の母親と暮らしていけるから大丈夫、と言ってあげたいと思いました。

しかし、別れた夫と正式に話し合っていないので、M君にまだ約束できないことを思い出しました。話し合ったところ、父親はM君がそのまま家族と暮らすことには賛成しましたが、親権を祖母に渡すことには反対しました。祖母は高齢で心臓の持病もある、というのが理由でした。

母親は、同じ地域で暮らしている自分の兄弟と母親を交えて話し合いました。一番下の弟が、必要な時には自分が親権者になると申し出てくれました。M君の父親は「弟さんが面倒を見てくれるなら安心だ」と言いました。M君はホッとし、それ以来、親権者になるかもしれないその叔父さんと一緒に過ごす時間を増やしました。

幸い、母親の病状は安定し、生活状況はそのままでM君は叔父さんとも懇意になることができました。

◉ 家計ワークシート

	支出									
	住宅―定期（家賃、住宅ローン、保険）	住宅―不定期（修理、改築）	公共料金（ガス、電気、水道、電話）	保険（生命保険、身体障害保険、医療保険）	税金	車―定期（支払い、保険）	車―不定期（ガソリン、修理）	医療（健康保険料、薬代、交通費、保育、賃金損失）	食費（食料品、外食）	衣服
1月										
2月										
3月										
4月										
5月										
6月										
7月										
8月										
9月										
10月										
11月										
12月										

収入					支出					
その他（扶助、養育費など）	投資収益	保険金その他	給料―不定期	給料―定期	その他	保育（月謝、ベビーシッター）	教育（学校、受験、塾、書籍）	娯楽費（映画、休暇、プレゼント）	家財道具（家具、電化製品）	

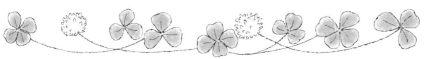

第9章のまとめ

子どもを愛する親にとって、経済的な計画や法律的な準備は不可欠です。ご自身の経済的、法律的状況がどうなっているかを確認することが最初のステップです。

信頼できる友人や家族に協力してもらい、専門家に相談し、必要な書類ができているか確認しましょう。そして、大切な人とその書類を見直してください。

こうした準備の過程で、今まで隠れていた難しいことにも直面するかもしれません。しかし、状況が困難であればあるほど、お子さんの将来に役立つはずです。必要な手助けを得ながら進めていきましょう。

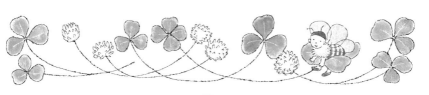

第10章
遺伝子検査
～子どもの視点から～

病気の中には、家族内で遺伝するものがあります。そういった家族性の病気に関係する一部の遺伝子を、遺伝子検査で調べることができます。ただし、その遺伝子を持っていたからといって必ずしもその病気になるとは限りません。ある病気になる確率が他の人より高いだけです。

さらに、まだ知られていない遺伝子もあります。例えば、2型糖尿病は家族性があると言われているものの、原因となる特定の遺伝子はまだ見つかっていません。ある一部のがんは関係する遺伝子がわかっていますが、ほとんどのがんは遺伝子検査ではわかりません。

家族性の病気について心配なことがあれば、まずは遺伝子検査が有用かどうかを病院で相談してみましょう。

けれども、検査ができるからといって、必ずしもその検査を受けた方がよいとは限らないことを、本章で知っていただければと思います。

どのような際に遺伝子検査を受けるべきか

家族性の病気の遺伝子を持っている場合、医師が遺伝子検査について説明してくれるでしょう。遺伝子検査によって、あなたの遺伝子変異がどんなパターンか、子どもに遺伝する可能性がどれくらいか、を調べることができます。また、子どもにも同じ遺伝子変異があるかどうかを調べることができます。

ある遺伝子を持っている人は、「キャリアー（持ち主）」と呼ばれます。キャリアーであっても、実際に病気を発病する確率はさまざまです。発病するリスクが極めて高いものもあれば、自分自身は発病することなく、同じような遺伝子変異を持つパートナーとの間に子どもが生まれた場合にだけ、子どもに発病するというケースもあります。

性別によって、遺伝するかどうか決まる遺伝病もあります。女の子、あるいは男の子のみにその遺伝子が引き継がれるということです。性別を決める染色体上に病気の遺伝子があった場合にそのようなことが起こります（このような遺伝の仕方を伴性遺伝と言います）。子ども自身に発病の心配はなくても、その子が将来子どもを産んだ場合に、その病気の遺伝子が受け継がれる可能性があります。

遺伝子検査は、血液検査が多いですが、場合によっては、針などで組織を採取する必要があることもあります。

遺伝子検査の基本的な考え方

ある病気の遺伝子のキャリアーであるとわかった場合、遺伝カウンセリングを受けることができます。遺伝相談のカウンセラーは、病気のリスクや、子どもに遺伝子検査を受けさせることのメリットとデメリットについて説明してくれます。遺伝相談の際には、病気のことだけでなく、親自身や子どもの感情面への影響についてもよく相談しなければなりません。

検査を受けるプロセスや結果が、自分や家族に影響を与える可能性も考えておかないといけません。例えば、子どもがある病気の遺伝子を持っているとわかった場合、親として責任を感じたり気がとがめたりするかもしれません。逆に、子どもがキャリアーでなかったら、結果的に安心できたとしても、検査の過程で無駄な不安を与えてしまったことになります。

遺伝子は自動的に遺伝しているのですから、自分の遺伝子はコントロールできません。

遺伝子検査をする意味があるのは、検査をすることで今後何らかの治療につなげられる場合だけです。そういう場合にのみ子どもに検査を受けさせる方がよいでしょう。

例えば、家族性大腸ポリポーシスという病気は、病気がわかっていれば、内視鏡検査をこまめに行ってポリープを取ってしまえば、大腸がんを予防することができます。

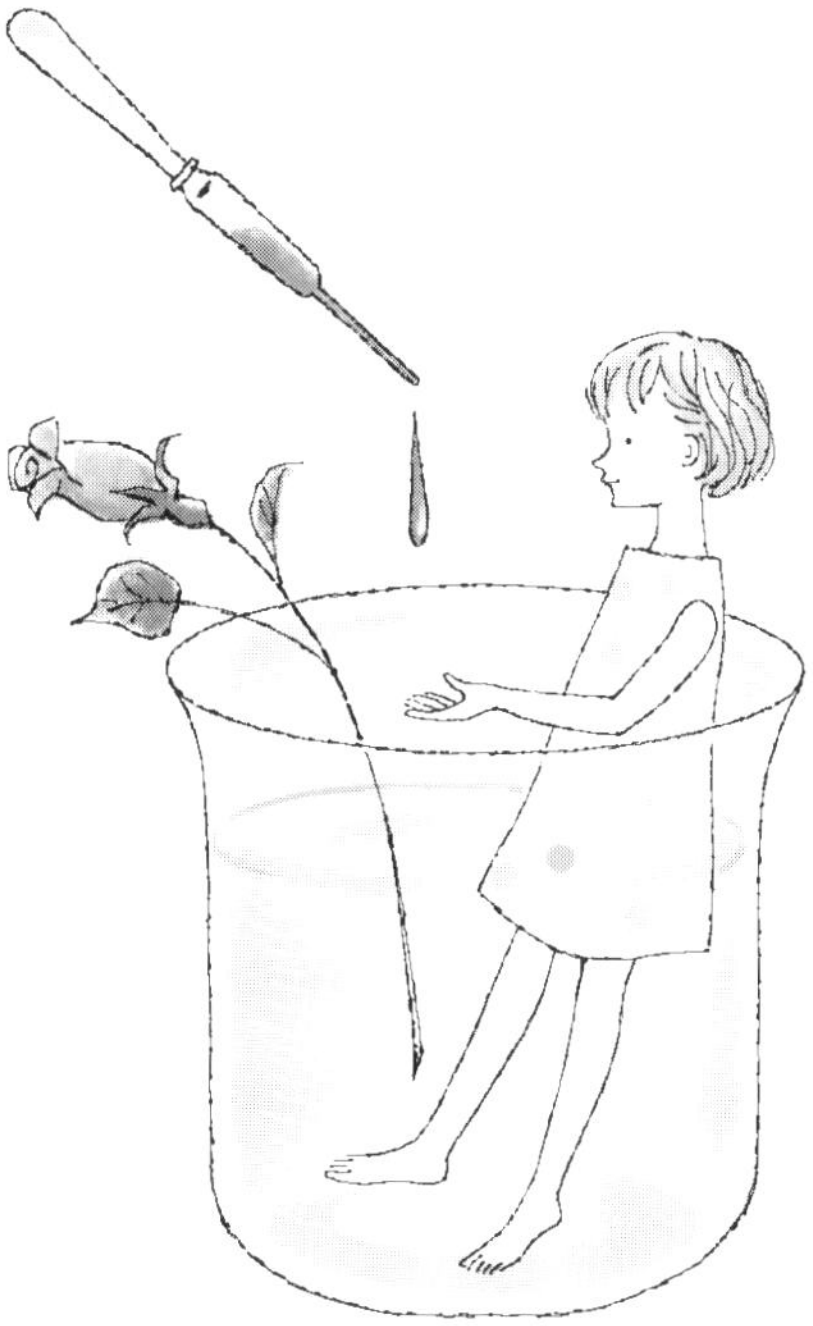

遺伝子検査がない時代は、家族性大腸ポリポーシスの家族歴がある子どもは、定期的に内視鏡検査を受けてポリープができていないかを調べるしかなかったのですが、現代は、遺伝子検査で陰性とわかれば、内視鏡検査を何度も受けなくてすむようになります。

BRCA1とBRCA2遺伝子陽性の乳がんの場合は、遺伝子検査を受ける時期についてよく考える必要があります。一般的に女性は二十代になるまで乳がんを発見するためのマンモグラフィー検査を受けられません。もし幼いうちに遺伝子検査を受けて、将来乳がんになる可能性があることを知ってしまったら、いたずらに子どもの不安をあおるだけでしょう。

子どもに遺伝子検査を受けさせることを検討する場合、以上のようなことや、その遺伝子が将来その病気になる確率にどのくらい影響するのかをよく考えておきましょう。自分ひとりで判断せず、他の人や医療者に相談して考えを整理しましょう。

ある父親は、子どもに遺伝する可能性がある病気を自分が持っていることで罪の意識にさいなまれていました。子どもに遺伝子検査を受けさせるかどうか、夫婦間でよく話し合い、誰も病気のことで自分を責めないことがわかってから、ようやく子どもにきちんと話ができました。また、自分自身が病気を抱えながら生きていくことについて、少し楽に考えられるようになりました。

子どもへ遺伝子検査を説明する

子どもに遺伝子検査を受けさせた方がよいと判断した場合、子どもにも心の準備が必要です。子どもを遺伝子カウンセラーや医師に会わせて、きちんと説明をしてもらってから検査を受けさせましょう。子どもの発達に合わせて、どの程度の情報を伝えるかを考慮します。

はじめに、家族の病気について説明し、その病気が生活や命にどのような影響があるのかを説明するのがよいでしょう。

子どもが幼い場合は、発病までの時間の感覚がピンとこないかもしれませんし、病気を差し迫ったものと勘違いして不安になるかもしれません。

ある程度大きい十代の子どもであっても、病気のリスクという言葉やスクリーニングという言葉にとまどうかもしれません。遺伝子検査を、痛くて怖いものだと誤解することもあるかもしれません。

遺伝子とは何かを説明する必要もあるでしょう。遺伝子は、親から身体的・性格的な特性を受け継ぐものです。お父さんに似て運動神経がいいとか、お母さんと目の形が同じであることなどの例を出して説明するとわかりやすいでしょう。

子どもに遺伝子検査のことを説明した後に、

「もし病気になる可能性のある遺伝子を持っていることがわかったら、あなたの健康や生活にどんな影響があると思う？」

と理解を確認してみてください。

きちんと説明していても、びっくりするような答えが返ってくることがあります。幼い子どもは、親から引き継がれた遺伝子をあたかも目に見える物をもらったかのように思っていることもあります。遺伝病に対する不公平感や、自分でコントロールできないことへの苛立ちは、否定せずにむしろ親子で共有してあげましょう。そうすることで、無用に人を責めたり、引け目や罪悪感を持ったりすることを防ぐことができます。

小学生や思春期くらいの子どもであれば、きちんと言葉で理解できますので、医療者から直接子どもに説明してもらうとよいでしょう。思春期には、他人からの助けを理由もなく拒むことがよくあるため、遺伝子検査を拒否した場合にはその理由をよく聞いて、場合によっては心理カウンセラーに関わってもらうのもよいかもしれません。

遺伝子検査を受ける心の準備は、血液検査をするということ、そして結果が出るまでどれくらい時間がかかるのかということを説明するだけでよい場合もあります。血液検査以外の検査方法、例えば組織の一部を採取する生検などを行う場合は、そのこともきちんと説明し、誰が子どもに付き添うか、検査の苦痛を最小限にするためにどういう方法をとるかを説明し、安心させてあげましょう。

検査で陽性とわかった場合

遺伝子検査で残念ながらよくない結果が出た場合（陽性の場合）、子どもにどう説明した

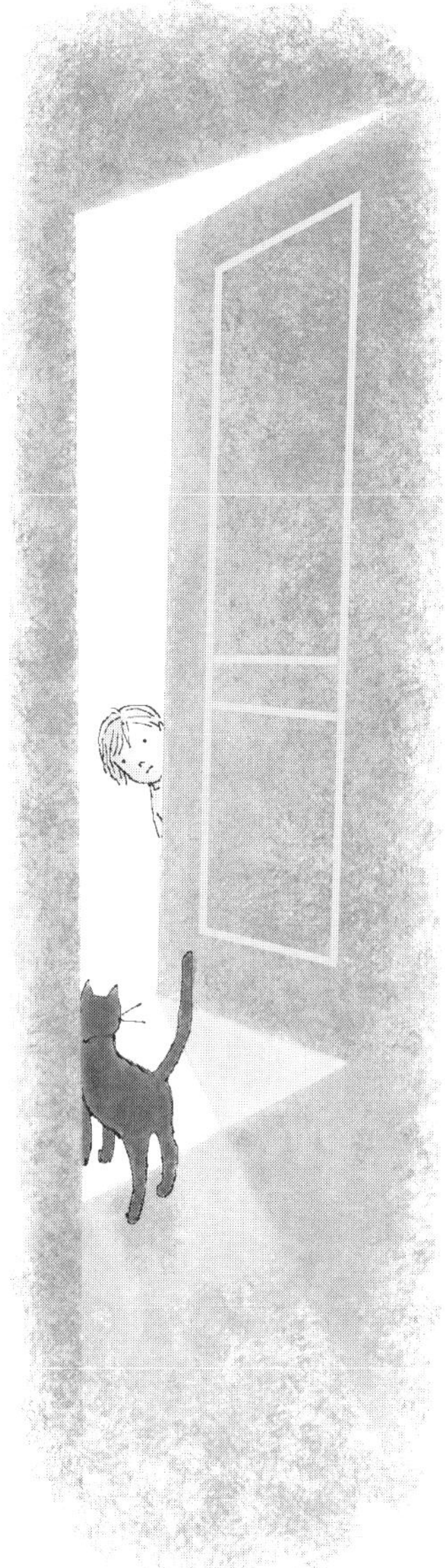

らいいか、親としては悩みます。まずは、遺伝子検査をする前に、検査で陽性ということが将来必ずその病気になることを意味するのか、単に病気のリスクが高くなるだけなのかを明確にしておく必要があります。そして、検査結果が出た時に、どう対処するかを前もって考えておきましょう。

医師から、子どもと一緒に結果を聞きに来るように言われるかもしれませんが、子どもと一緒に結果を聞くことが、あなたの家庭にとってよい方法かどうかはあなたが一番知っていることであり、家族で充分に検討してからの対応で構いません。もし子どもと一緒に検査結果を聞くならば、子どもにも理解できるようなわかりやすい言葉で説明してもらい、正しく理解できたかどうかについて、後で子どもと話し合って確認しましょう。大人だけで結果を聞く場合は、後で子どもと話す機会をきちんと作る必要があります。

検査結果を親から伝える時は、

「病気に関係する遺伝子を持っていることがわかった。すぐにではないが、将来その病気になる可能性がある」

と説明した上で、

「びっくりしたかと思うけれど、検査をしたおかげで、病気を早く見つけて治療できるのでよかった」

と伝えるのがよいかもしれません。自分に答えられないような質問を子どもがしてきた時には、医療スタッフに説明してもらえることを伝え安心させてあげましょう。

兄弟姉妹の間で検査結果が異なる場合

兄弟姉妹の間で遺伝子検査の結果が違った場合、それぞれの子どもに別々に説明するのがよいでしょう。陽性の結果が出た子どもは、怒りや不安を覚えるかもしれませんし、陰性の結果が出た子どもは罪悪感を感じるかもしれません。不公平に感じたり、他の兄弟姉妹のことを心配したりと、感情や行動が子ども間で異なってきます。

遺伝子検査を受けさせる前に、「もしあなたが陰性で、妹が陽性だったら？　あるいはその逆だったらどう思う？」とあらかじめ尋ねておくのもよい方法です。子どもの感情の整理に役立ちます。

子どもたちには、怒りや妬みの感情を表出する場が必要です。子どもの遺伝子結果が陽性だった場合、小児科医や遺伝子カウンセラーに子どものメンタルサポートを頼むこともできます。

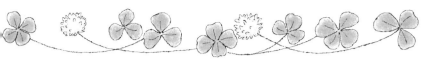

第10章のまとめ

遺伝子検査は病気の予防や早期の治療につながる有意義な検査です。

しかし、検査を受けるにあたって、子どもの情緒や成長過程にあたえる影響に配慮する必要があります。

すぐに遺伝子検査を受ける必要はなく、時期を待った方がよい場合もあります。

子どもが誤解したり、不要な心配を抱えたままにしておかないよう、充分な時間を取って、家族それぞれが検査の意味や影響をきちんと理解することが大切です。

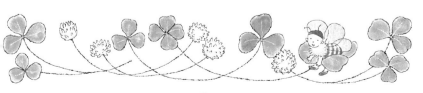

第11章
子どもを心理の専門家に受診させるかどうか

病気の親を持つ子どものほとんどは、家族、学校、友人からの支援で、状況にうまく順応できます。しかし、中には、心理の専門家の手助けを借りた方がよい子どももいます。

子どもの行動や感情が通常の範囲内のものかどうか、専門的な援助を求めた方がよいのはどんな時か、それには、子どもの混乱や苦痛の程度、子どもの性格やそれまでの経歴などが関係します。

心理の専門的支援の種類（スクールカウンセラー、精神科医など）についても解説します。

子どもの行動はどれくらい変わったか

子どもの行動の変化の度合いは、心理専門家に診てもらうかどうかの判断材料の一つです。親が病気になってから、子どもがいつもより元気がなくなったり怒りっぽくなったりすることはよくあることで、多くの場合はいつもどおりに接していれば大丈夫です。しかし、不安があまりに長引いていたり、学校、交友関係、家族との時間などにおいて、子どもの日常活動が妨げられている場合には、専門家に助けを求めた方がよいかもしれません。

むやみやたらと手洗いする、電気のスイッチなどを何度も確認する、物を異常にきちんと並べるといった儀式的行為、などの行動（強迫行動）が出てきた場合にも、専門家に相談した方がよいでしょう。

家族の中の大人たちの状態はどうか

子どもの行動は、家庭内に起きている他の人たちの感情への反応であることがあります。病気は家庭内のストレスを増やします。そういったストレスに対する親の心の状態が、子どもに影響を及ぼしている場合も少なくありません。

子どもの様子を気遣うのは大切ですが、その前に親自身が自分の気持ちを保てているか振り返りましょう。

気分の落ち込みが何日にもわたって続いていたり、睡眠、食欲、エネルギーの低下、過度の罪責感などがあったり、これまで楽しんでいたことを楽しめなかったりする場合、いわゆる〝うつ病〟にかかっている可能性もあります。病院で相談してみましょう。精神科医や心理士などの専門家を紹介してくれるはずです。

子どもは日常生活を保てているか

子どもを心理専門家に診てもらうかのもう一つの判断材料は、日常生活を問題なく送れているかどうかです。家庭生活、学校生活、友人との関係などで広く機能障害（うまくできなくなっていること）が起きていないかを考えます。

親の病気がわかった直後は、これらの領域の一部に困難が見られても問題ありません。例えば、学校は普通に行っているものの家庭でイライラが目立つ、友人と出かけることが減る、などです。

このような困難はたいてい一時的で、特別な支援を要することは稀です。周囲の大人は、温かく見守り、宿題を手伝ったり、夕食の後に少しゆっくり話を聞いたりすることで、通常は数週間以内で元の落ち着きを取り戻すはずです。

しかし、三つの領域（家族、学校、友人）のうちの二つ以上で困難が見られたり、問題が何週間も持続したり、時間とともに悪化したりするならば、一度、心理の専門家に診てもらうことを考えましょう。必ずしも治療が必要とは限りませんが、一度は評価を受けておくと安心です。

自傷行為や危険な行動、薬物乱用が疑われる場合には早急に相談する必要があります。精神科への受診がもっとも望ましいですが、わからない場合には、まずは、自身のかかり

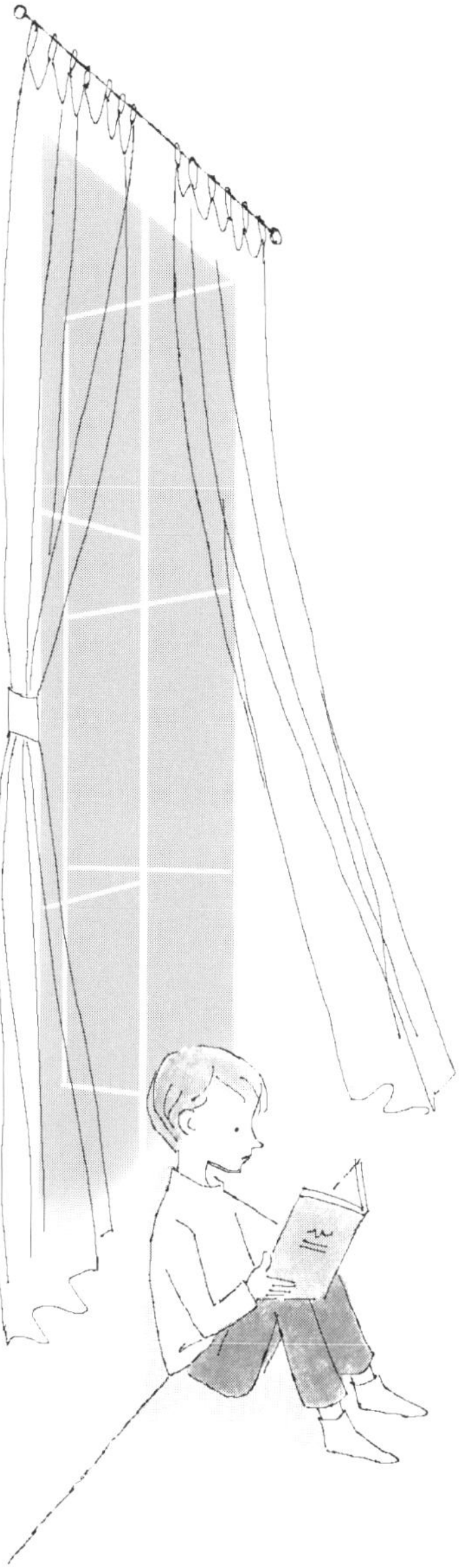

つけの病院の医療者の誰にでもよいので相談しましょう。

子どもの心理の専門家をどう探すか

さまざまな職種の人が、子どもの心のケアにあたってくれる可能性があります。ほとんどの学校にスクールカウンセラーがいますので、学校の先生に確認してください。他の生徒に知られるのが嫌だと言う子は、病院で相談する方がよいかもしれません。大きな病院では、チャイルド・ライフ・スペシャリストのように、子どものケアを専門とする職種がいるところもあります。

ある子どもの順応

活発で外遊びが好きな五年生のある男の子は、新学期に新しいクラスに慣れるのに少し問題がありました。一学期、教室で騒ぎを起こして、職員室に呼ばれて諭されたことがありました。同じ年の二学期、父親が大腸がんと診断されて手術で入院した時、成績が落ち始めました。

担任の先生は支援の手を差し伸べようとしましたが、その子は終始不機嫌で、先生に対してもそっけない態度を繰り返していました。先生が親の病気について話そうとすると、怒ったり、きまり悪そうにして質問をはぐらかすのでした。友人と口論することが多くなり、友人たちは次第に彼から距離を置くようになりました。家でもイライラしていて、母親がちょっとした頼みごとをしても反抗するのでした。

両親は、スクールカウンセラーに会い、週に一回その子と面談してもらうようお願いしました。しかし、その子はクラスメイトから目立ちたくないため、スクールカウンセラーの部屋に行くことを拒否しました。両親は小児科医に相談し、心理士を紹介してもらいました。

心理士は、少年がうつ状態にあると評価し、新しいクラスに対する気持ちや、父親や家族の日常の変化について、週一回の面接をすることにしました。彼の学校での行動は一カ月程度で改善し、友人や家族との時間を楽しめるようになりました。父親の健康状態に関する不安を言葉に出して話せるようになるには少し時間がかかりましたが、三カ月後にはすっかり元気になりました。

当初は抗うつ薬の服用も話題になりましたが、早く改善したために服薬はせずにすみました。

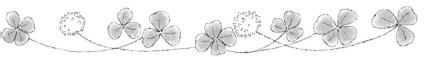

心理の専門家に受診させるかのチェックリスト

□ 子どもの行動の変化を把握する

□ 家族の中の大人の心理状態を確認する

□ 子どもが日常生活を保てているかを知る

□ 子どもの心理の専門家の探し方

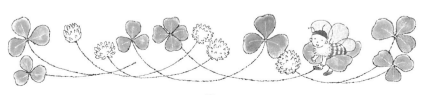

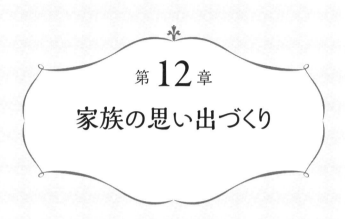

第12章
家族の思い出づくり

病状によっては、長生きが難しく、子どもの成人や結婚、そして孫が育っていくのを見届けられないこともあります。そのような時、親は、自分が死んだ後もずっと残るような思い出を子どもたちのために残したいと思うでしょう。その思い出は、死別後も子どもが親の愛を感じ続けられるものになるでしょうし、親と過ごした時間を大切に心に留めておくことにつながるでしょう。

代々引き継がれる思い出の品を考えてみましょう。例えば、特別な宝石、お気に入りの家具、衣類などは大切な形見となります。子どもに宛てた手紙、家族のアルバム、日記などは、重要なコミュニケーションとなるでしょう。

親が元気でも家の風習として受け継いでいくこともあるかもしれません。祖母の代からの宝石を娘に代々受け継ぐなどです。それは家族の象徴を受け継ぐことにつながります。受け継いだ人は亡くなった人とこのような形でつながり続けられるのです。

愛する人が亡くなった後も、その人が生活の中に一緒にいるように感じたいと思うことがよくあります。亡くなった親に褒めてもらいたいと思ったり、喜んでもらいたいと願うこともあります。子どもは親や祖父母がどんな人だったかを知りたいものです。絆を感じられる形見の品や、語り継がれるエピソードを通じて、子どもたちは亡くなった親や先祖を、より実感を持って感じられるでしょう。

親が重大な病気にかかった時、自分の持ち物を誰にあげたいか、なぜそれが大事かをどう子どもに伝えるか、そのようなことを考えるプロセスそのものが、家族の絆を考えるよい機会となるでしょう。家族の思い出を語り合うことも、思い出を長く胸に刻むことにつながります。

基本的な考え方

世代間をつなぐ思い出づくりは、子どもたち全員にできるだけ平等にすることが大切です。子ども一人ひとりの個性を踏まえながらも、他の子と平等に愛情を感じられることが理想です。手紙を書くならば、みんな同じくらいの長さにしてあげましょう。その中で、個々の好みに合うよう配慮します。

完全な平等は難しいですが、子どもたちが協力していけるよう配慮し、もらった物でケンカしないよう言っておきましょう。子どもがまだ小さいなら、成長してから読めるように手紙を添えておくのもよい案です。普段の生活や手紙で、「残していく一つひとつがかけがえのないものであり、子どもたちに愛や喜び、よい思い出を残したいという願いのこもったものである」ことを伝えましょう。

子どもに自分らしい物を選んでもらう

親の形見の品を選ぶ機会は、とても大切な機会です。死期が近づいた時に行うこともできますし、亡くなった後に、家族が集まって行うこともできます。帽子、スカーフ、上着などの衣類は、もらった子が着るだけでなく、部屋に置いたり、持っているだけで安心できるものです。

晴れ着など特別な時に着ていた服や、一緒に撮った写真に写っている服は特に思い出深いでしょう。子どもが形見の品を選んだ際、周囲の大人は、それを選んだ理由を聞いてあげてください。

先祖から代々受け継いでいる物があるご家庭も少なくないと思います。家具、着物、宝石などです。普段の生活の一部となっている物（かばん、文房具、腕時計など）から考えるのもよいでしょう。それにまつわる思い出のエピソードを聞かせてあげるよい機会にもなります。それらにまつわる家族の歴史を書き残しておいてもよいかもしれません。

思い出づくりの実例

膵臓がんと診断されたある母親は、子どもたちに残す思い出の品の一つに、おばあさんから譲り受けた鉄製フライパンを選びました。毎週日曜日にそのフライパンで朝食を作りながら、おばあさんの思い出話をよくしたものだからです。このフライパンをはじめ、家族だんらんの時に使用していた物すべてが子どもたちにとって大切な思い出になると母親は考えました。

娘のためには料理レシピ集を作り、そこには、娘が食事の時に言った面白い話や、食べた場所など、思い出話を添えました。

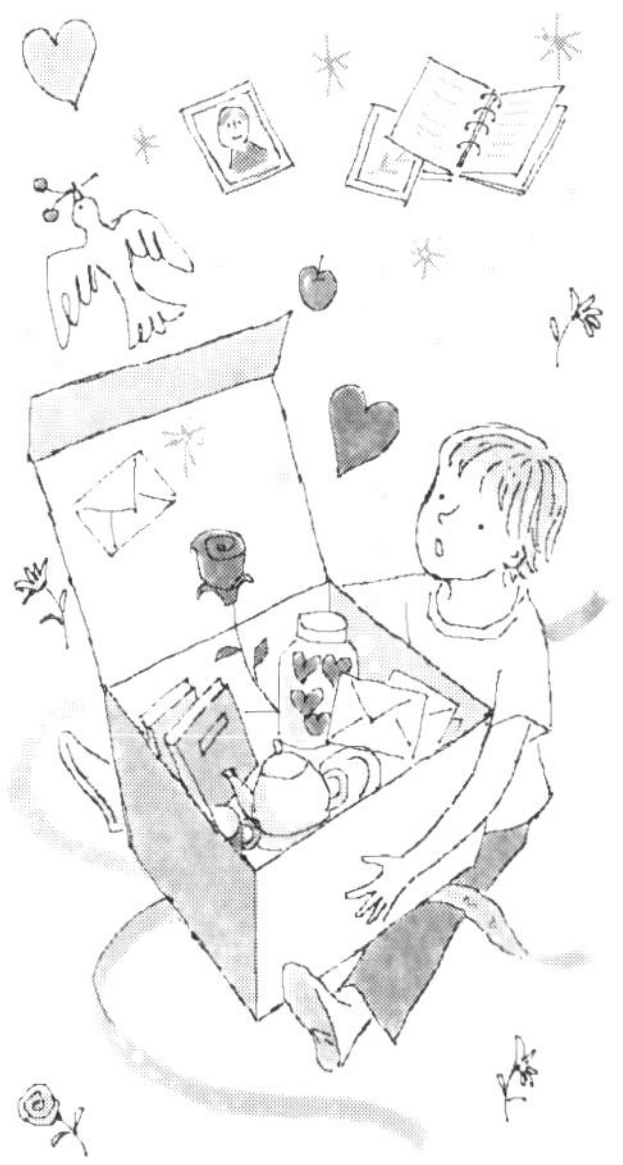

神経難病に罹患したある父親は、息子が、亡くなったおじいさんのカフスボタンをつけてくれた時の嬉しい気持ちを話してくれました。

思い出話やコメントつきのアルバムを子どもと一緒に作る親もいます。このようなアルバムは、子どもがいつでも親と対話を続けられる手掛かりになります。

❂名前の贈り物

名前も子どもへの無形の贈り物です。もし子どもの名づけにまつわる話があるのなら、話してあげましょう。子どもの名前を真剣に選んで決めたこと自体が愛情の証です。名前は希望と夢の象徴であり、親が子どもがこの世に生まれてくるのを待ち望んだということです。

❂子どもに資金を残す

子どもがしたいことができるようなお金を残しておく方法もあります。金額は少額でも構いません。ある母親は、息子が十代になったら買い物に連れて行って、子ども部屋にほしい物を選ばせてほしいと姉にお金を預けました。母親は、自分が十代の頃に自分の部屋を自分らしくアレンジしたかったのにできなかったことを思い出して、息子がそういう年代になった時に、思いをかなえられるようにしてあげたいと思ったのです。

別の母親は、小学生の娘が高校を卒業する時に使ってもらうお金を残しました。卒業旅行に使うかしら、大学生になる準備として靴やマニキュアを買うかしらなどと想像したのです。

その他の例

蔵書リスト

お気に入りの本をリストアップして、好きな理由を添えます。自分が好きだった本が、子どもにも気に入ってもらえたら素敵ではありませんか？　子どもによく読み聞かせした絵本も選んでおきましょう。何歳の時にその本を読んであげたか、その子がどんなにその本を気に入っていたか、なぜ好きだったかを話してあげましょう。子どもにとってそれは特別な絵本になり、自分が将来子どもを持った時に読んであげる最初の本になるかもしれません。

本に添える手紙を書くのもよいでしょう。いつか孫に読んでくれたらいいなとか、まだ見ぬ孫に、おじいちゃんおばあちゃんのことを話してくれるかなとか、その可能性を想像するだけで楽しめます。

ミュージックライブラリー

いろんな年代に気に入っていた歌や音楽のリストもおすすめです。子どもとの思い出のCDを入れておくこともできます。子どもが小さい時、車の中や家でいつも聞いていた曲は何でしたか？

おすすめ映画リスト

お気に入りの映画や、見ておくべき映画をリストし、どんな思いで選んだかを書き留めておきます。

趣味の道具を整理する

大工道具、楽器、釣り道具、絵画道具など、大事な趣味の道具をひとまとめにしておきます。子どもが成長してそれらに興味を持った時に、その道具は特別な意味を持つ宝物となるでしょう。そこにも何かメッセージを残しておくとよいでしょう。

レシピ集

家族の好物料理や行事食のレシピを作ります。馴染みの味や香りは、家族の大切な思い

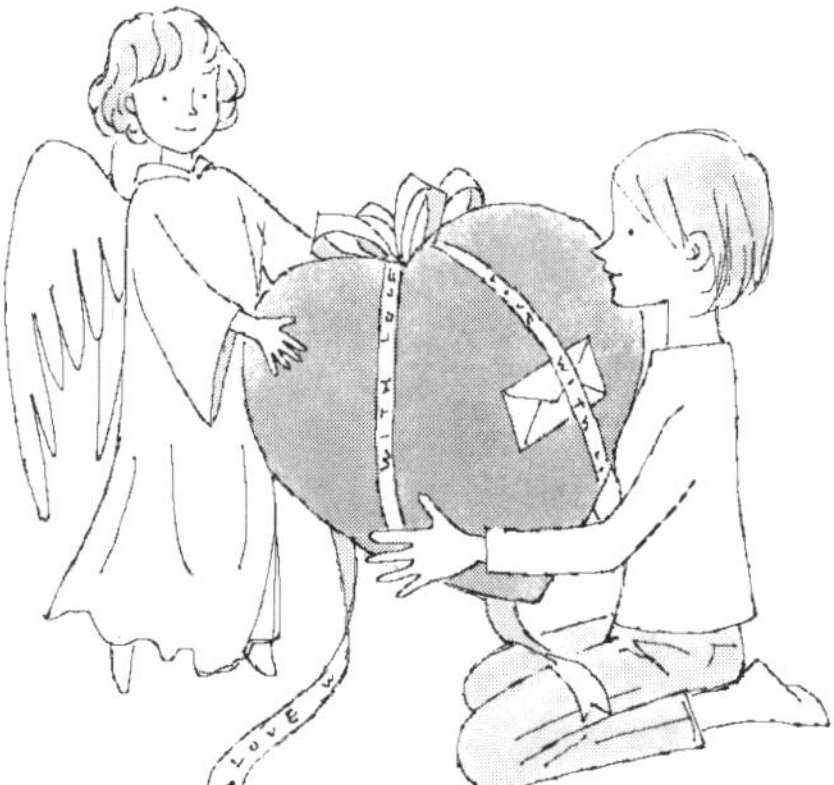

出となり絆を深めるでしょう。料理にまつわる話や写真を添えます。

✪スクラップブック

家族の思い出は、次の世代への素敵なプレゼントです。お正月やお祝い事で集まる時には、写真や動画を集めて、それぞれの話を整理しましょう。

✪ホームページを作る

今の時代、多様なメディアを使ってコンテンツを作ることができます。自分のホームページを誰かに託す際は、すべてをそのままにするのか、どのページを残すのかを考えましょう。

✪自分の友人を子どもたちに会わせる

子どもたちが成長した時に、自分のことを話してくれる友人や家族のリストを作りましょう。古い友人や知人に電話をしたり、手紙を書いたりして子どもたちの住所録に名前を入れてもよいか尋ねたりします。自分自身も古い友人や知人と再会するよい機会です。

✪宗教的な品を譲る

信仰を持っている人は、それにまつわる自分が使っていた品を譲ることで、子どもは日々のお祈りのたびに親の愛にふれることができるでしょう。

第12章のまとめ

子どもたちは、親がいなくなった後も成長していきます。それは、親が病気になっても、病気にならずに長生きしたとしても同じです。将来に起こるあらゆる問題に備えておくことはできませんし、どんな思い出づくりをしても、別れの悲しみは起こるものです。

親ができることは、子どもをどれほど愛していたかを伝え、その気持ちを子どもが誰かに伝えていけるよう手助けをすることです。

この章で紹介した内容は、思い出づくりの一例であり、すべての人が同じようにしなければならないわけではありません。子どもに対する思いは、そのご家族なりのやり方とスタイルで伝えていただければ結構です。

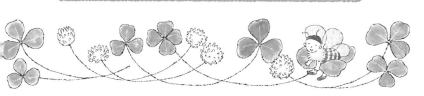

第13章
別れの時に向けて決めること

病気が悪くなっていくようなら、ケアの中心は人生の最期をいかに快適に過ごすかに移っていきます。医療者からホスピスや緩和ケアの説明を聞くこともあるかと思います。住んでいる地域の医療資源にもよりますが、ケアは病院以外に、在宅ケアやホスピスなどで受けることができます。

病気の本人の希望、家族の希望などを、できるだけはっきりと口に出して話し合いましょう。デリケートな話題だけになかなか話を切り出しにくいものですが、それだけに病気の本人や、一番身近にいる人がちゃんと話をすることが大切なのです。

人生の最期を迎える場所をどう決めるか

どこでケアを受けるかは、本人の希望の他、家族の気持ち、近所に往診医や訪問看護ステーションがあるかどうか、家の中に適当なスペースがあるか、介護の人手がどれくらいあるかなどの多くの事柄を検討しないといけません。

大事なのは、家族内でよく話し合って決めることです。当初は、病状を認めたくない気持ちや、病気や治療に関する誤解があるのも無理もないことです。医療者に手助けしてもらいながら、家族内で話し合いをしていきましょう。

病院やホスピスでケアを受けるなら

病院やホスピスに入院して終末期ケアを受ける場合、家族がいつどのように面会をしたり、家族にどのように病状を話すかを考える必要があります。家族の役割分担も必要です。病室のベッドサイドに付き添いたいと思う反面、子どもたちの世話をどうするか、仕事はどうするかなどの問題が出てきます。

子どもの面会の際には、病院やホスピスでの振る舞い方、親の病状の理解、親の様子が変わっていてあまり動けなくなっていることなどについての心の準備をする手助けが必要ですし、面会時間はどのくらいが適切かというアドバイスも必要です。病気の親がうとうとしていたり意識が混濁している時には、子どもが病室でおとなしく過ごせるような静かな遊びの用意も必要でしょう。子どもの面会が終わっても、他の家族がまだ面会を続けたい場合には、別の大人が子どもを連れ出せるようにするとよいでしょう。

ホスピスは家族に対するサポートがあるところが多いので、スタッフによく相談してください。

在宅でケアを受けるなら

在宅ケアは、介護をしながら家族が今までどおりの生活を続けられるというメリットがあります。往診医や訪問看護ステーションが整っている地域ならば、想像以上にさまざまなケアが自宅で受けられます。医療、看護、医療スタッフの指導を受けながらの飲み薬の他、注射、酸素、車椅子、医療用ベッド、胃管による栄養なども可能です。

病状に合った医学的ケア・設備を整えていくことに加えて、自宅の改造も検討する必要があります。治療や毎日の衛生処理もあるので、できれば、病気の本人も他の家族も一定

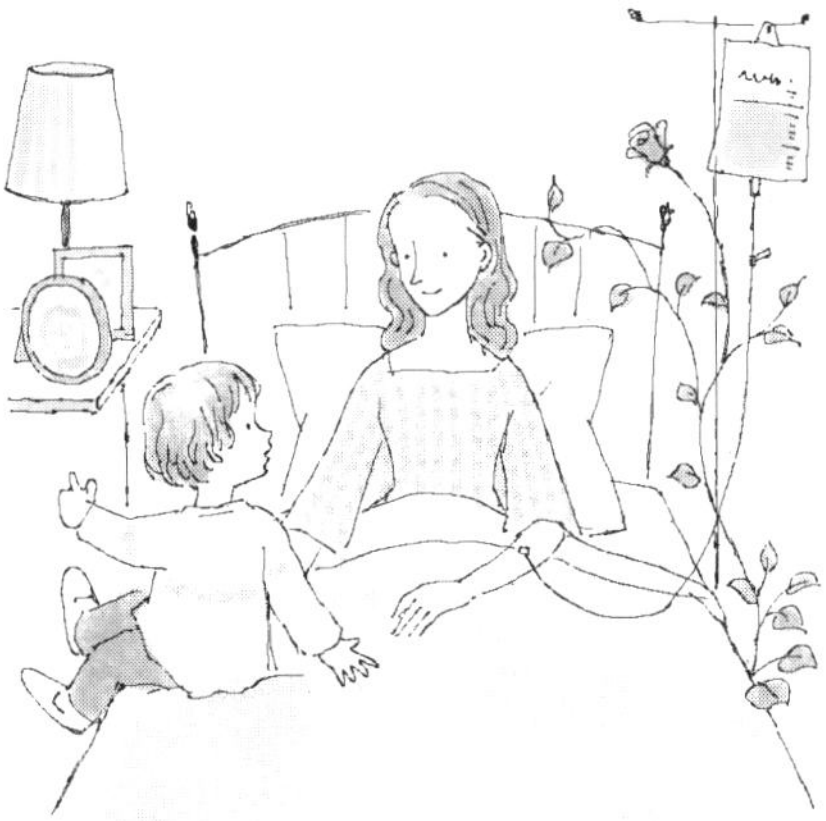

のプライバシーが保てることが望ましいです。子ども部屋や家族の共有スペースなど、子どもたちがこれまでくつろいで過ごしていた場所からは、なるべく子どもを追い出さないことが理想です。もちろん、必要な際には家族内でよく話し合ってお互いが融通をきかせることも、子どもの成長に役立つでしょう。

親御さんの死が近づいた時に子どもの毎日の登校をどうするかも、家庭によってそれぞれに考え方があります。子どもの希望も聞いてあげましょう。家で家族と一緒に過ごしたいと子どもが強く望む場合には、無理に学校に行かせる必要はありません。その場合、誰が子どもの世話をしてくれるのかを考えましょう。大人が子どものことを気にかけられない状態や、子どものしたいままに放置するような状態を長期間続けることは望ましくありません。

親の死をどう伝えてもらいたいかを話し合う

亡くなる過程は予測が難しいものです。少しずつ体が弱っていって、うとうとと昏睡状態を経て亡くなる病気もありますが、突然病状が変化する病気もあります。命の予測は誰にもできませんから、一定の年齢以上（例えば就学年齢以上）の子の場合、親が亡くなった時にどのように知らせてもらいたいかを、自分で決めさせてあげましょう。例えば、親御さんが急に亡くなった場合にどのように伝えてほしいか、夜であれば起こしてほしいか？学校にいる間であればどうか？

死が近いことがはっきりしているなら、子どもが親に何らかの形でさよならを言う機会をあげたいものです。子どもが親の死をどう受け入れるかは、年齢だけでなく、子どもの性格、親との関係性、コミュニケーションのあり方により異なります。うちの子には無理と決めつけず、チャンスをあげましょう。

年齢が上の子どもの中には、病気の親と二人きりにしてほしいと希望する子もいるでしょう。一方で、他の大人も一緒にいてほしいと思う子どもも多いものです。

自宅で看取る場合、その間に子どもがどこで過ごすかも考えておくべきです。最期の瞬間に子どもを立ち会わせるべきかどうか、正解はありません。ある家庭では、母親が自宅で亡くなる際、夫である父親は当初、子どもたちを祖母宅に預ける予定にしていましたが、子どもたち（当時中学生）の強い希望で、最終的には最期まで一緒に自宅で過ごすことに決めました。こうしなければいけないという正解はないので、きちんと話し合いをすることが、最終的に納得のいく過ごし方につながります。

子どもが看取りに立ち会うと決めたなら、命の終わりが近づいた時にはどのようなことが予測されるのか、どうすれば病気の親を快適にしてあげられるか、医療スタッフとよく相談しましょう。子どもが幼い場合は、起こっていることが理解できず動揺してしまうことがあります。他の大人に預けるようにし、その子がいつか大きくなった時に誰かが話してあげるということにしてもよいでしょう。たとえ子どもにとって望み通りにことが運ばなくても、思いやりを持ってみんなで考えたということを、子どもが理解できる手助けをすることが大切です。

選択の自由

あるご家庭は、在宅ケアを受けないことをはっきり決めていました。以前、自宅で祖母の終末期ケアを行った経験があり、家族に同じ苦労をさせたくなかったのです。病状が悪くなった時に備えて、早くから自宅近くの入院先を確保しておきました。家族は毎日面会ができました。

別のご家庭では、病気の親自身が在宅ホスピスを強く希望しました。家族や親類も協力し、家族の愛情を皆が感じながら最期の時期を過ごせました。

あるご家族は、在宅ケアがよいと思いながらも、苦しそうな患者さんを看る自信がないと相談に来ました。患者さんが自宅で亡くなった場合、遺された家族が同じ家で暮らすのが辛くなるのではないかという心配もしていました。最終的な結論は、ご家族が病気のご本人と充分に話し合って決めました。

どんな結論にも誤答はありません。関わる人が率直に思いを話し合うことこそが大切なのです。

葬儀のこと

葬儀などの亡くなった後の対応は地域の風習や宗教によってさまざまですが、できれば、本人が亡くなる前に、本人を交じえて話し合っておきたいものです。死後のことについて自分の希望を伝えたり準備したりすることは、亡くなる方が遺される人にしてあげられる配慮の一つと言うこともできます。

家庭内に不和があると、親族全員の意向を汲んで葬儀を進めることは難しいこともあります。生前に本人の意向を踏まえて話し合いをしておくことは、少しでも家族のいさかいの可能性を減らすことに役立ちます。

子どもの気持ちを優先する

葬儀は、子どもの気持ちを最優先して計画できるとよいでしょう。子どもがよくなついている大人が、子どもに付き添えるよう配慮しましょう。葬儀の前に、葬儀ではどのようなことをするかをあらかじめ子どもに伝えておき、葬儀の後には、子どもの気持ちを聞いてあげます。

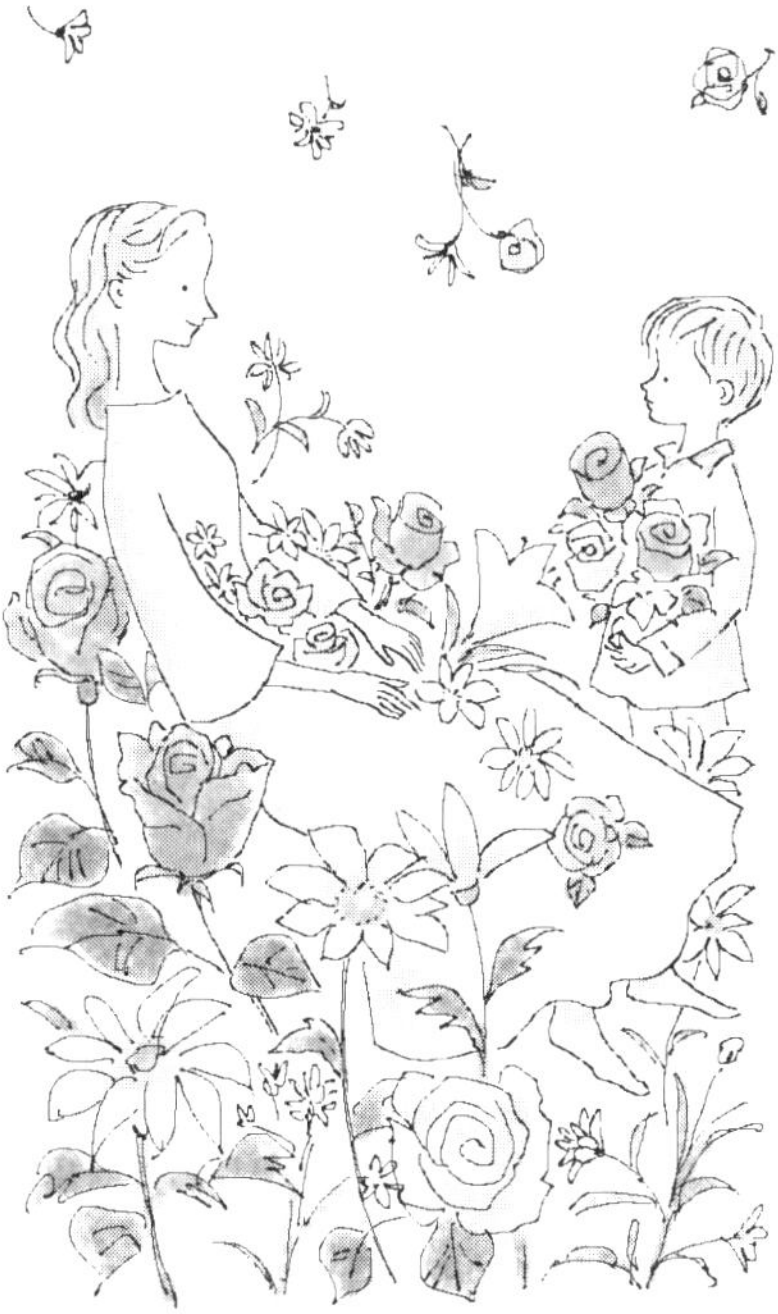

葬儀について子どもが質問してきた場合には、それが親がまだ生きている時であったとしても、しっかりとした大人が誠実に答えてあげましょう。その際には、子どもがどうしてそのような疑問を持ったのか、その背景を尋ねて理解することが大切です。

以前に、他の誰かの葬儀に参列した経験があると、子どもは親の葬儀への心の準備をしやすいものです。

葬儀に出てショックを受けたり混乱したりすることもありますが、それは当然のことです。死は誰も避けられません。誰かを看取ることを経験することは、子どもの心の成長の上で大切なことの一つなのです。ペットの死も、死や葬儀や亡くなった後の人々の気持ちについて考えるよい機会になります。

葬儀に参加しない方がよい年齢

子どもが葬儀に出たくないと言った場合は、無理強いさせるべきではありません。しかし、できるだけ一緒に葬儀に出て、自分だけでなく周りの大人も悲しんでいる姿を見たり、親の死がたくさんの人に惜しまれていることを見聞きしたりすることは、子どもの心の安定に役立つでしょう。

三歳未満の子どもは葬儀に参加させないこともありますが、決まりはありません。大切なことは、葬儀の間に子どもの世話をする人をきちんと決めておくことです。葬儀中に子どもが落ち着かなくなった場合には、その人が子どもを外に連れ出す役目を果たします。

ごく近い親族は葬儀にずっと立ち会うことが多いので、少し遠めの親類の誰かにお願いするのがよいでしょう。

葬儀は家族みんなが関われるプロセス

葬儀では子どもの年齢に応じた役割を持たせてあげられると理想的です。受付、花を置く係などです。大切な役目であること、しかし、強制ではないことを伝えます。

親類や友人などから何か力になれることはないかと尋ねられた場合は、故人の思い出の品や思い出話などを子どもに話してもらうようお願いしましょう。親のエピソードを聞くことによって、子どもは親とつながっている感覚を持つことができます。真面目な話ばかりではなく、おもしろおかしいエピソードや、親が子どもだった頃のエピソードなども交えられるとよいでしょう。子どものことをいかに愛していたかのエピソードも、ぜひ話してあげましょう。

葬儀では、子ども全員が平等に尊重されるような配慮が大切です。誰かが花をあげるなら他の子も同じようにできるようにしましょう。葬儀の場で差をつけられると、子どもの心の傷になることがあります。

別れの時に向けたチェックリスト

- □ 人生の最期を迎える場所を決める
- □ 病院やホスピスでケアを受けるなら
- □ 在宅でケアを受けるなら
- □ 子どもが親の死をどう伝えてほしいかを話し合う
- □ 葬儀のことを考える
- □ 葬儀は、子どもの気持ちを優先する
- □ 葬儀に参加しない方がいい年齢
- □ 葬儀は家族みんなが関われるプロセス

第14章

年代別

子どもは病気をどう理解し、親はどう対応すべきか

この章では、子どもの発達レベルと、子どもが親の病気をどう理解するかについて考えていきましょう。

子どもの発達は、世の中を見るレンズを次々ととりかえていくようなものです。レンズがどのように変わっていくかを理解できると、子どもをより深く理解できます。

子どもの目にはどのように世界が映っているのか、子どもの視点で物事を理解できると、子どもの体験を正しく想像できます。

ここでは、子どもの正常な発達を解説します。同じ体験をしても、発達段階によって子どもの理解はさまざまです。

発達には、実にいろいろな段階があります。親の病気や治療という困難を、子どもがそれぞれの発達段階の中で、どのように乗り越えていくかを解説します。

乳児の段階

乳児は、目の前の瞬間瞬間を生きています。親が病気になっても、将来を想像したり心配したりはしません。親は、子どもを見守ることに専念すればよく、自分の病気が子どもに影響を与える心配は無用です。子どもの機嫌が悪いと、親は、自分が病気だから？とつい結び付けて考えがちですが、実際は単に正常な発育の過程でそのような言動をしているにすぎないのです。

子どもが未熟児で生まれたり、先天性の病気があったり、あるいは、親御さん自身が病気であったりすると、入院が長引き、親御さんか子どものどちらかが先に退院して、離れ離れになってしまう状況が起こりえます。自分よりも先に子どもが退院することは辛いものです。

ご家族や病院スタッフとよく話し合って、できるだけ多く子どもと面会ができるよう計画を立てましょう。出産直後の別れは辛いですが、人間の心はたくましいので、このような別れが親子の愛情を育む上での障害になる心配はありません。

このような時には、子どもとの愛情やつながりを持つために、赤ちゃんの成長日記をつけるとよいでしょう。

身長、体重、髪の毛の生え具合、写真、足型などを記録に残します。親自身の感想も添えましょう。小さな感動や驚きも日記に記します。何年かたってお子さんがこの日記を読んだ時、きっと温かい気持ちになるでしょう。

乳児と親の関係

赤ちゃんにも親にもそれぞれ個性があり、それは親子関係にも影響します。夫婦の間にもそれぞれの個性や予定や考え方の違いがありますし、それぞれに抱えている悩みがあります。経済的な悩みもあれば、産後のうつや、自分自身の病気もあります。どのような困難があっても、赤ちゃんと、赤ちゃんの身近で世話する人たちとの間に、しっかりとした愛情関係があれば大丈夫です。

赤ちゃんを世話する人は、ひとりではありません。親が病気になった時、子育ては決してひとりの親だけでするものではなくて、いろいろな人との愛情関係の中で赤ちゃんは元気に育つものだということを忘れないでいてください。

赤ちゃんが感じていること

赤ちゃんは、生まれてからの一年間、この世界が〝どんなものなのか〟を、身体感覚を通じて学びます。だっこのあたたかさや喜び、うんちが出そうなお腹の不快感、お風呂に入る前の寒さなどです。すべての嫌な感覚から赤ちゃんを遠ざけておくことなどできませんし、たとえ、もしできたとしても、それは赤ちゃんの発達にとって望ましいことではありません。

むしろ、不快な感覚がしても、それはすぐに薄れて、そんなに怖くなかったとわかる経験から、赤ちゃんの安心感は育まれます。私たちが頭痛を感じた時、この痛みが永遠に続くのではないかと考えると不安になりますが、そのうち治まるだろうと考えたら気持ちが軽くなりますよね。

愛情を感じながら、我慢できるくらいの身体的・感情的な大変さを経験することで、赤ちゃんの中に自信や安心感が育っていくのです。そうやって、この厳しい現実社会へ対応する準備をしていくのです。

赤ちゃんは、空腹のまま長い間放っておかれることはないし、濡れたまま放っておかれることもない、自分を大切にしてくれる人がちゃんと自分に気づいてくれる、ということを学んでいきます。それは同時に、周囲の人から上手に愛情やお世話を引き出す方法を学んでもいるのです。

赤ちゃんが発する（言葉以外の）サインがよくわかる人が、周りに何人かいるとよいでしょう。お世話する人たち同士の交流は大切です。定期的に会って起きたことを共有するのもおすすめですし、赤ちゃんが喜ぶ抱っこの姿勢や、げっぷのさせ方など、役立つヒントをノートなどで共有してもよいでしょう。ある日に

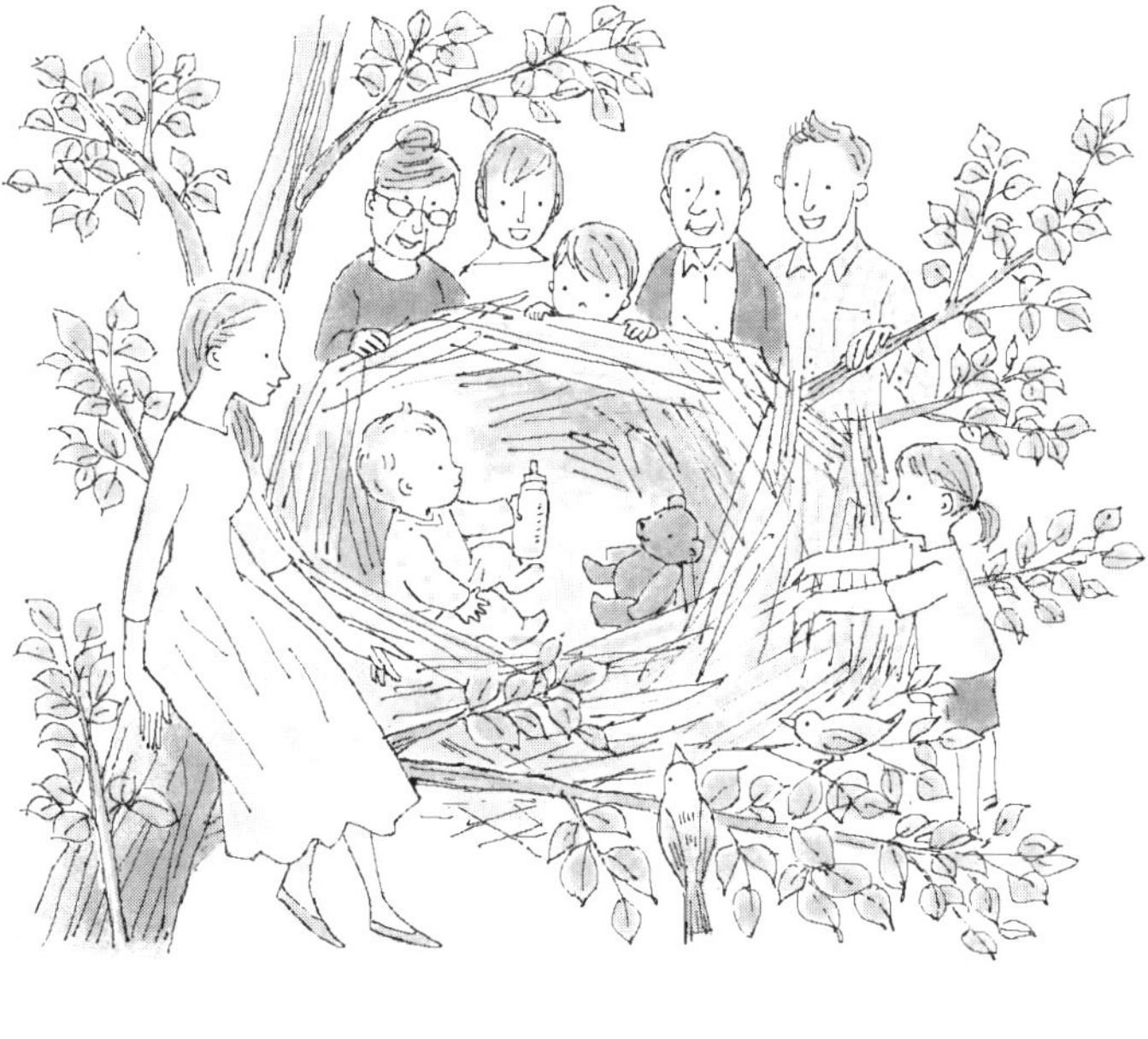

役立った方法が、次の日にも同じようにうまくいくとは限りませんが、レパートリーを増やしてくれます。

お世話する人たちは、それぞれ少しずつ違ったやり方でむずかる赤ちゃんに対応すると思います。そのような違いに赤ちゃんはすぐ慣れることができます。違いに慣れることは、大きくなってからいろいろな物事に適応できる力を育てる上で役立ちます。

完璧な対応などありません。泣いたらいつも駆けつけてミルクをあげなくてはいけないのでしょうか？　夜泣きしたらいつも抱っこしなくてはいけないのでしょうか？　そうではありません。

赤ちゃんは、少々時間がかかってても最後はちゃんとお世話してもらえて見捨てられたりしないということや、昼間は早くお世話してもらえるけども夜は時間がかかるのだということを学びます。そのようにして、世界はちゃんと自分に答えてくれる、安心できる場所だという感覚が、赤ちゃんの中で育っていくのです。

離れたところから子どもを思う

赤ちゃんとしばらく離れなくてはいけなくなった場合、赤ちゃんのお世話をしてくれている人と連絡を取ることで、赤ちゃんとのつながりを保ちましょう。どんなお世話がお気に入りでどんなお世話は嫌がったか、睡眠リズムはどうか。新しくできたことがあれば教えてもらいましょう。例えば、寝返りとか、足をつかんだとか、親指をくわえたとか。

入院していても赤ちゃんのお世話はできます。

成長の様子を聞いていとおしく思うことも、大切な愛情の一つです。離れていても、子守唄を歌ったりお話を読んだりしたものを録音して赤ちゃんに聞かせてあげれば、それもお世話です。写真を赤ちゃんに見せてあげてもらうことだってできます。

どんな親でも、赤ちゃんをすべて理解するのは無理です。病気でない親は完璧な育児をしているのに、などと想像して罪悪感を持つ必要はありません。完璧な育児などありませんし、赤ちゃんの成長に完璧は必要ないのです。

不測の事態への備え

病気療養中は、予期していなかったことが生じます。診察や検査が思ったよりも長引くこともあれば、急に入院しなくてはいけなくなるかもしれません。

このような時でも赤ちゃんの世話ができるように、第一プランがうまくいかない時のための第二、第三プランも用意しておくとよいでしょう。

重要な事柄をあらかじめリストにして書き留めておけば、病院から急いで誰かに頼まなくてはならない時も安心です。

リストは定期的に更新して、赤ちゃんの部屋やキッチン、オムツ入れやベビーカーなどに入れておくとよいでしょう。

棚にメモを貼っておくことも役に立ちます。哺乳瓶はここ、寝具はあそこ、予備のおしゃぶりはあっちといった具合に。こうしておけば、新しい人にお世話をお願いした場合でも安心です。

不測の事態へのもう一つの対処として、オムツを入れたバッグや持ち運び用のベビーベッドを、赤ちゃんのお気に入りの物（例：おしゃぶりなど）と一緒に、いつでも持っていけるように用意しておくとよいでしょう。

赤ちゃんが一歳になった時

一歳になる頃には、赤ちゃんはとってもよく意思表示しますし、あちこち動き回るようになります。ハイハイしたり、つたい歩きしたり、声を出して意思を伝えたりします。身ぶり手振りをコミュニケーションの方法としてよく使います。指を指したり、腕を上げて背伸びしたりするような全身表現をします。

赤ちゃんは、自分が〝ほしい物〟については、とても上手に周囲に伝えることができます。しかし、赤ちゃんが〝必要としていること〟を周囲が理解するのは、簡単ではありません。赤ちゃんは周りのいろいろな物に興味を持ちます。兄弟が遊んでいるおもちゃや、テレビのリモコン、カラフルな置物などです。

赤ちゃんは何がほしいか周囲の人に伝えますが、周囲のお世話する人たちは、それが渡してよい物かダメな物かを判断した上で渡すかどうかを決めるわけです。赤ちゃんが疲れて眠たい時のサインにもパターンがあります。次から次へと満足することなく何かを要求してくる時には、赤ちゃんが本当に〝必要としている〟のは、〝ほしがっている〟その物ではなくて、刺激を減らして落ち着かせてほしいということかもしれません。

安全面に関して、例えば、階段、車の座席の場所、飲み込む危険のある小さなおもちゃをどうするか、などについて、世話をする人たちの間で充分に話し合ってください。その人に任せても安心だと、親であるあなた自身が思えることが大切なのです。小さな怪我や発熱など、よく起こる事態にどう対処してほしいか、自分が望むやり方を伝えましょう。

一、二歳の子どもに何をどこまで許すかは、人によって意見が異なります。

「おじいちゃんは触っていいって言ったのに、どうしておばあちゃんはダメって言うの？」

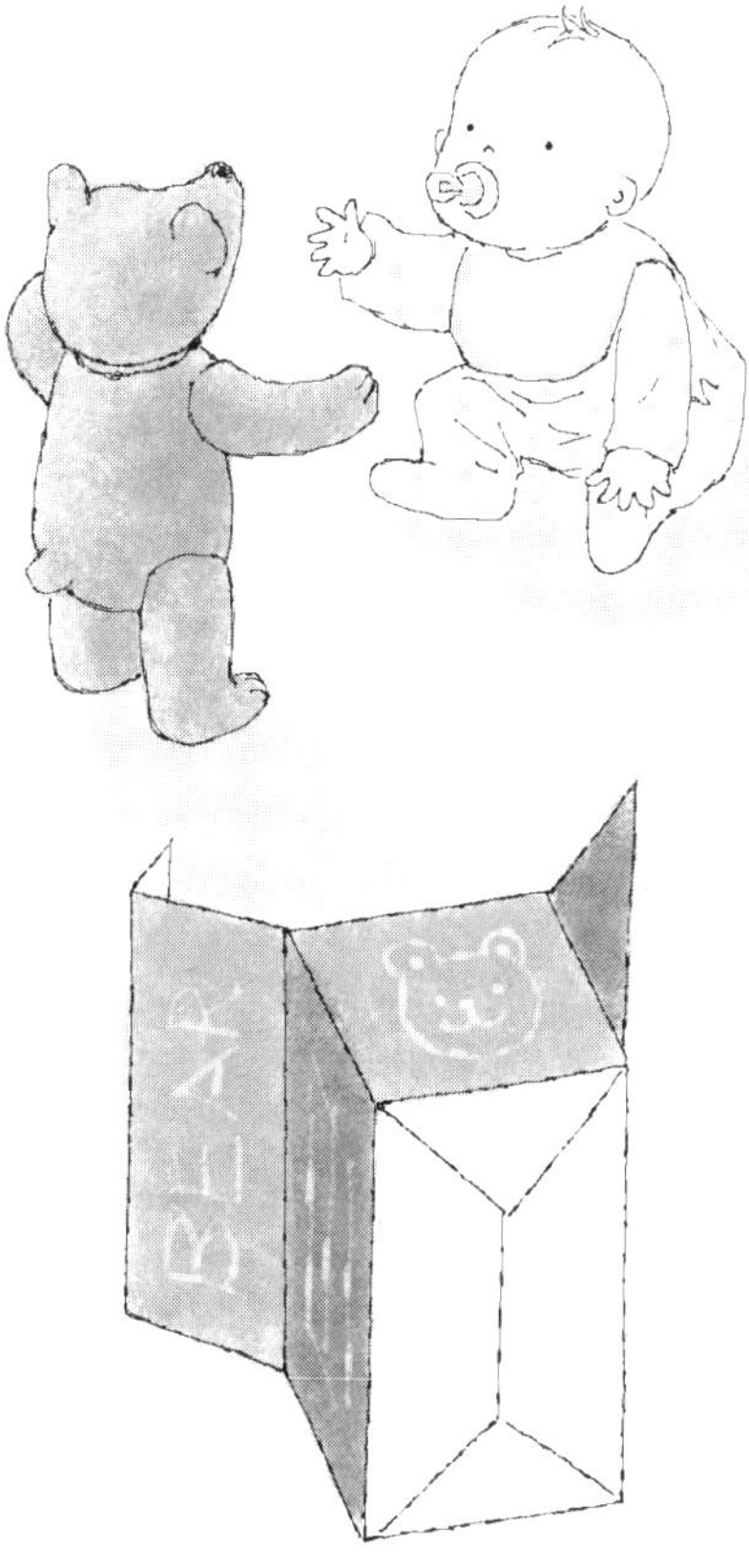

などです。

ストーブやナイフを許す大人はいないでしょうが、ガラスのおもちゃやTVのリモコンについては意見が分かれるかもしれません。家族内で人によってルールが違っても構いません。人によって考え方には違いがあるということを学ぶことも大切なことなのです。

世の中には自分の思い通りにいかないことだってあるということを、幼少期に学ぶことも重要です。人によっての基準の違いは、子どもはすぐに覚えます。大切なのは、ひとりの人の中で一貫しているということです。同じ人が別の日には違うことを言ったら、子どもは混乱します。

二歳になったら

いわゆる「魔の二歳児」になると、〝ほしい物〟と〝必要な物〟との間で生じる葛藤が問題になってきます。コミュニケーションも上手になり、相手が自分の要求を理解していることもわかります。一歳の時に比べて我慢強くなる一方で、集中力も長続きします。このため、ほしい物が手に入らない時の欲求不満は大きくなり、訴えも激しくなります。「魔の二歳児」と呼ばれるゆえんです。

むずかる子どもに対する対応は、親によって異なります。夫婦の間でも違います。柔軟な親もいれば、毅然とした親もいます。親が厳格すぎると、子どもは好奇心からいろいろなことを学ぶ機会を持てないかもしれません。反対に寛容すぎると、子どもはケガをしてしまうかもしれません。

決まった答えはないのですが、ここでも重要なのは親の一貫性です。何がよくて何がダメなのか、どっちつかずの態度を取っていると、子どもはほしい物を手に入れるまで訴え続けることを学ぶでしょう。「はじめはダメと言うけれど、泣き叫んだらしょうがないからあげてしまう」とよく耳にするセリフは、親の苦労を表していますが、次のようなオチがつくのが常です。

「子どもにはかなわないわよね。最後には私があげるってことをわかってるから」

子どもには、一貫性を持って接しましょう。「ダメ」と言う前に一呼吸おいてください。子どもの注意を他にそらすことはできませんか？　もし「ダメ」と言うことに決めたら、どんなに子どもがうるさく訴えても、愛情を込めてダメと言い続けてください。はじめは大変かもしれませんが、そのうちに、子どもはあなたの言葉に二言はないのだということを学び始めるでしょう。

三歳から六歳まで

幼稚園・保育園は、親にとって最も大変な年代の一つです。びっくりするほど想像力豊かでおしゃべりで、そして楽しい年代です。一方で、同時に欲求不満にもなりやすく、頑固で、大人が決めたルールを破ろうとします。

この年齢の子どもは、自己中心的で未成熟な論理を持っています。自分を取り巻く世界を説明するために空想と現実を編み上げます。自己中心的という意味は、子どもが自分の見方だけで世界をイメージしてい

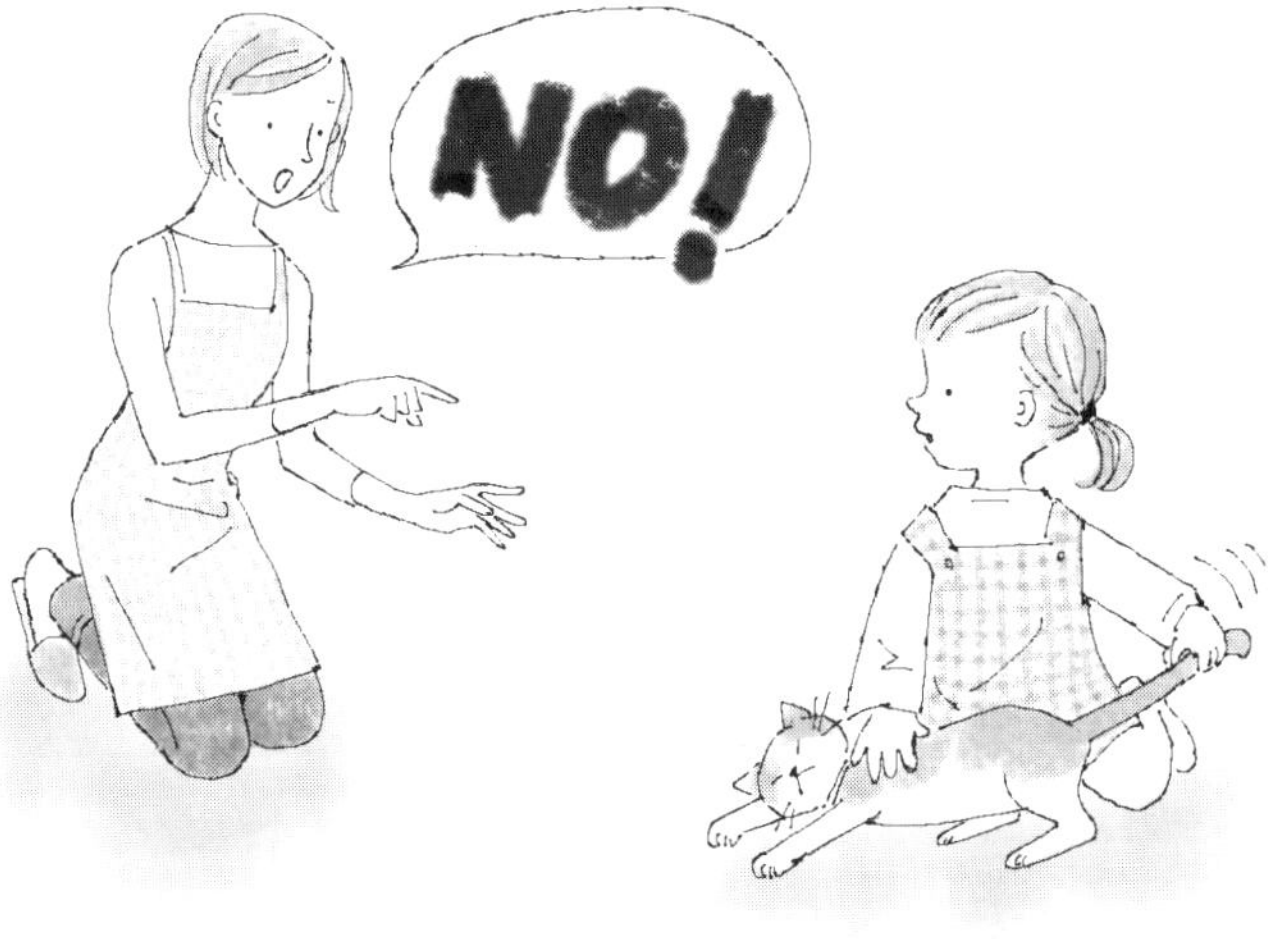

るということです。

子どもは、絵本の中の絵を指さしながら、部屋の反対側にいるあなたにその絵が見えているかどうかなどお構いなしに話し続けるかもしれません。このことは「自分に見えている世界＝この世界のすべて」と考えている子どもの自己中心的思考の一例です。周囲の大人がどうして自分が望む時に望む物を与えてくれないのか、子どもが理解できるようになるには時間がかかります。

自己中心性は情緒的な体験にも現れます。子どもと遊んでいる時に、親が大事な電話に出ようとすると、子どもは怒りだすかもしれません。あなたが〝意地悪〟で電話をとるためにその場を離れたなどと言うかもしれません。

その子にとっては、まるであなたがわざとその子を無視したように感じられるのです。電話が病院からの重要なものかもしれないということなど、子どもには思いいたらず、子どもには、あなたが自分と遊ぶことよりも電話の方が好きなのだと想像され、拒絶されたと感じてしまうのです。

あらゆる体験が、自分を愛してくれているかどうかだけに関連付けられていることは年齢相応な発育です。あなたが何をしようとしているのか、なぜそうするのかを、子どもにきちんと説明をしてあげることで、その子は他人の視点から物事を見始められるようになります。たくさんのやりとりを経てようやく、あなたが何かをする理由が、自分の想像とは違うのかもしれないということを学べるようになります。

「あなたと遊ぶことは好きよ。でもあなたと一緒に元気でいられるために、病院の先生ともお話をしなければいけないの」というように、子どもへの説明は、正確さよりも短くシンプルであることが大切です。

子どもが親のことを「大っ嫌い」と言うことは珍しくありません。親はとても傷つきます。でも実は、「大っ嫌い！」は「大好き！」の裏返しなのです。そんな時は、お子さんに「本当はママのことが大好きなのね！」と返してみましょう。そして「どうしてそう考えたと思う？」と続けてみましょう。そこで返ってくる子どもの返事から、子どもの頭の中が見えてくると思います。

子どもの自己中心的思考や空想は、この年齢の子どもたちが持つ〝魔術的な思考〟につながります。この年齢の子どもは、すべての出来事は「決して偶然ではなく理由があって起こり、運命の力や、自分自身の行いのせいだ」と信じています（自己中心性）。その結果、親が深刻な病気と診断された時、子どもは自分のせいだと考えるのです。

ある四歳の男の子に「お父さんはどうして心臓発作を起こしたのだと思う？」と聞いてみたところ、発作の前夜に父親のお腹の上でその子がジャンプしたから、と答えました。

「パパは言ったんだ、〝痛いっ〟って。それでパパは翌朝心臓発作になったんだ」

このように、親の病気について子どもが想像していることを尋ねると、関係ない出来事を結び付けていたり、必要以上に自分が責任を感じていたりすることがわかります。母親は次のように話して、その子の誤解と罪悪感を修正しました。

「パパは、あなたがパパの上でジャンプしたから心臓発作を起こしたわけではないのよ。子どもと遊んでいて心臓発作を起こすことなんてないから心配しないで」

親の病気に対して、子どもが罪の意識を感じている可能性に気づいてあげることが大切です。きちんと尋ねてあげることで、こうした感情を汲み取ることができるのです。

子どもの体の理解のしかた

幼稚園児や保育園児は、自分の体をまるで大きな水風船のような物体として理解しています。体が別々の独立した部分から成り立っているのではなくて、何か液体を包み込んでいるように理解しているのです。四歳の子どもが腕を骨折すると、その子は、自分の体全部が壊れてしまったように感じます。もっと大きな年齢になれば、腕だけがケガをし、足やお腹や頭にはケガはないことがわかります。

これが何を意味するかと言うと、幼児は、親が杖をついて歩いていると、親の体のあちこちが傷んでいると想像するということです。ですから、そんな時に親が、その耳でしっかりと子どもの話を聞いて、その目でその子の積み木遊びをしっかりと見てあげて、たとえ片方の腕ででも、しっかりと子どもを抱きしめてあげれば、その子はきっと安心できるでしょう。

子どもは、親の病気のごっこ遊びをすることがよくあります。幼稚園児が親と同じように自分にもがんがあるなどと言い出すのはごく普通のことです。そして、親の病気と結びついた症状の再演をよく目にします。そういう時、子どもは単純に親の行動を真似ているだけなのです。子どもが苦しそうな素振りを見せることもあるかもしれません。親がそのような症状で他の人にお世話をしてもらっていた様子を見たことから、自分も同じようにお世話をしてもらおうとそうするのです。

このような場合は、自分が親と同じ病気を持っているという子どもの間違った認識を訂正すると同時に、子どもを充分に支えたり抱っこしてあげたりすることも重要です。

「○○ちゃんのお腹が痛いことをお話ししましょう。あなたはパパみたいにお腹のがんはないから大丈夫よ。でも、子どもは時々お腹が痛くなるものなの。うんちが出るまでママと一緒にいてほしいのね？」

事実の理解や情緒の処理のしかた

幼稚園児や保育園児は、難しいことを理解しようとする時に、独り言を言ったり、歌を歌ったりすることがあります。

また、頭の中で考えていることと、情緒として表すことに乖離《かいり》があることもあります。例えば、親が退院してきた時に、親への心配はちっとも見せずに、全く違ったこと、例えば、お気に入りのおもちゃがないことで泣きだしたりするのです。

事実を消化して理解できるようになるまでは、情緒的な反応を切り離して過ごすことも正常です。例えば、ある子どもは幼稚園のお遊戯の時間に、「私のママは脳腫瘍を手術して頭を縫ったのよ！」と嬉しそうに叫びました。子どもがあまりにストレスを感じていなさそうに見えると、親や先生は心配になるかもしれません。また、周りの子どもたちに対する影響も心配になるかもしれません。しかし、周囲の子どもたちは通常こういった話にほとんど関心を示しません。

この年代のすべての子どもは自己中心的であり、他の子どもの親の病気は何の意味もないことなのです。子どもたちの井戸端会議は、だいたいこんな調子です。「私のママは手術したのよ」「うちのパパは髪の毛を切ったのよ」「お姉ちゃんは貝の上で滑って足を縫ったのよ」などです。

限界を設定する

幼稚園児や保育園児の親にとって、適切な限界を設けることには苦労します。つまりルールを一貫して守り、それを破ろうとする子どもの行動を管理するということです。親が病気の時にはこれはなかなか難しいものです。子どもにルールを守らせようとすることに両親が疲れてしまったり、病気で子どもの要求に応えられなかったりした時には、限界を設けることに罪悪感を覚えるかもしれません。周囲の他の大人がルールを変えてしまうこともあります。

子どもにとって一番抵抗感が少ないルールは、わかりやすくいつも一貫しているルールです。例えば、車に乗る時はチャイルドシートに座らなければならない、というルールが明白であれば、若干の抵抗はあるにせよ、子どもはそれが交渉の余地のないルールであることを受け入れておとなしく従うでしょう。

ルールを守らせようと親が力ずくにならないといけない場合というのは、たいていルールに一貫性がない場合です。親の病気にまつわるルールはなかなか一貫性が持てないものです。

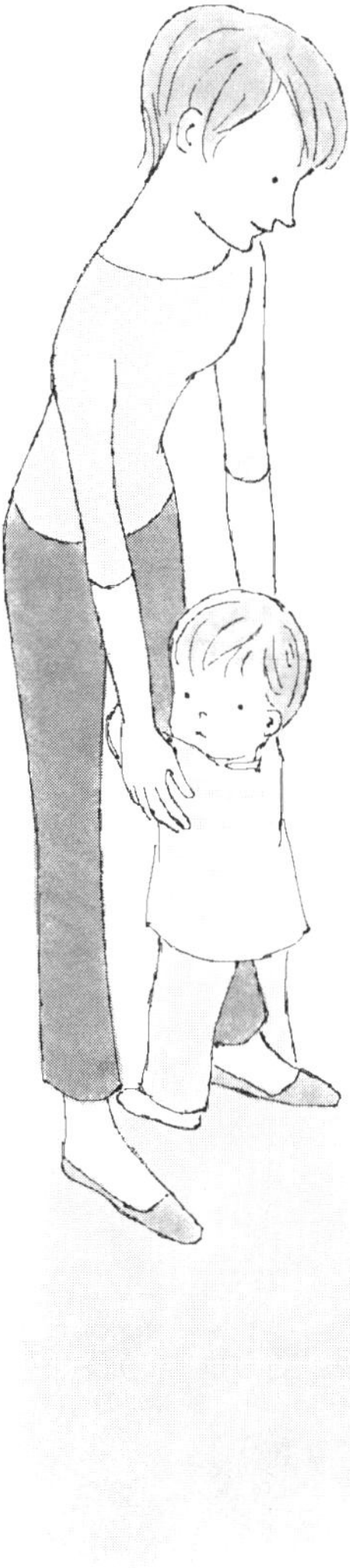

スケジュールについても同様です。例えば、ある日の夕方の公園で、子どもがもっと遊びたいと言ったとします。普段ならそのまま帰るところを、その日はぽかぽか気持ちがいい日だったので、あるいは偶然出会った友人と話したかったので、もう少し遊ぶことを許したとします。その日は、子どもはご機嫌で、あなたも幸せな気持ちで家に帰ります。問題は、次に公園に行った時に、どうしてあなたがもっと遊ばせてくれないのかを子どもが理解できないことです。子どもは不思議に思います。「前は言うことを聞いてくれたのに、どうして今日はダメなの？　ボクがどれだけ公園にいたいのか、ママには伝わっていないのかな？」。子どもはせがみ、泣き叫びます。

はからずもあなたは、「ルールは変えることができる」ということを子どもに教えてしまったのです。ここで、子どもが強く言った時にあなたがそれに折れてしまったら、子どもは、「泣いたり暴れたりすることが効果的なのだ」と学習してしまうでしょう。当然これは親が望んでいることではありませんよね。

親は絶対にルールを変えないロボットになる必要はありません。子どもの抵抗がエスカレートしすぎる前に、上手にルールを変える工夫ができるとよいでしょう。

例えば、「あと三つ、遊具で遊んでいいわよ。そうしたら帰りましょう。覚えておいて、公園でママがあと三つって言ったら、三つ遊んだ後はお利口さんにしてね」「今日はもう少し遊んでいいわよ。なぜってタカシ君のママが来たから、ママはタカシ君のママとお話しないといけないの」と、ルールを変える時には、子どもにその理由をきちんと教えてあげてください。

親がめざすべき目標は、子どものよい行動に対するご褒美と対応の取り決めを作ることです。例えば、「お風呂に入る前に自分でお洋服を脱げたら、お風呂のおもちゃで遊べるわよ」「早くパジャマを着ることができたら本を二冊読んであげるわよ」などです。

もし子どもが抵抗したら、こう言えばいいのです。「お利口さんにパジャマを着てほしいなぁ。だって今晩、ご本を二冊読めたら嬉しいじゃない?」。子どもが協力的な行動をした時には、特別な時間と楽しい対応をご褒美としてあげましょう。後ろ向きな悪循環ではなく、前向きなやりとりにしましょう。「お洋服を自分で脱がない子は、おもちゃもお話もなしよ」などというやりとりにならないように心掛けてください。

寝る前の時間を楽しく

一日の終わりは、子どもにとっても、あなたにとっても大変な時間です。倦怠感、今後の不安、イライラといった重荷を抱えている時にはとりわけそうです。ですから、子どもが眠りにつく時間を穏やかなよい時間にすることは、とても重要です。

この日課を誰がどうコーディネートしましょうか？　ひとりが担当するのか、両親や祖父母などが交代であたるのか。子どもには、寝る前の日課と担当者を教えるようにしてあげましょう。寝る前がどのような時間かイメージしやすくしておくことが、子どもの安心につながります。

この年齢の子どもたちはママやパパにべったりですが、きちんとルー

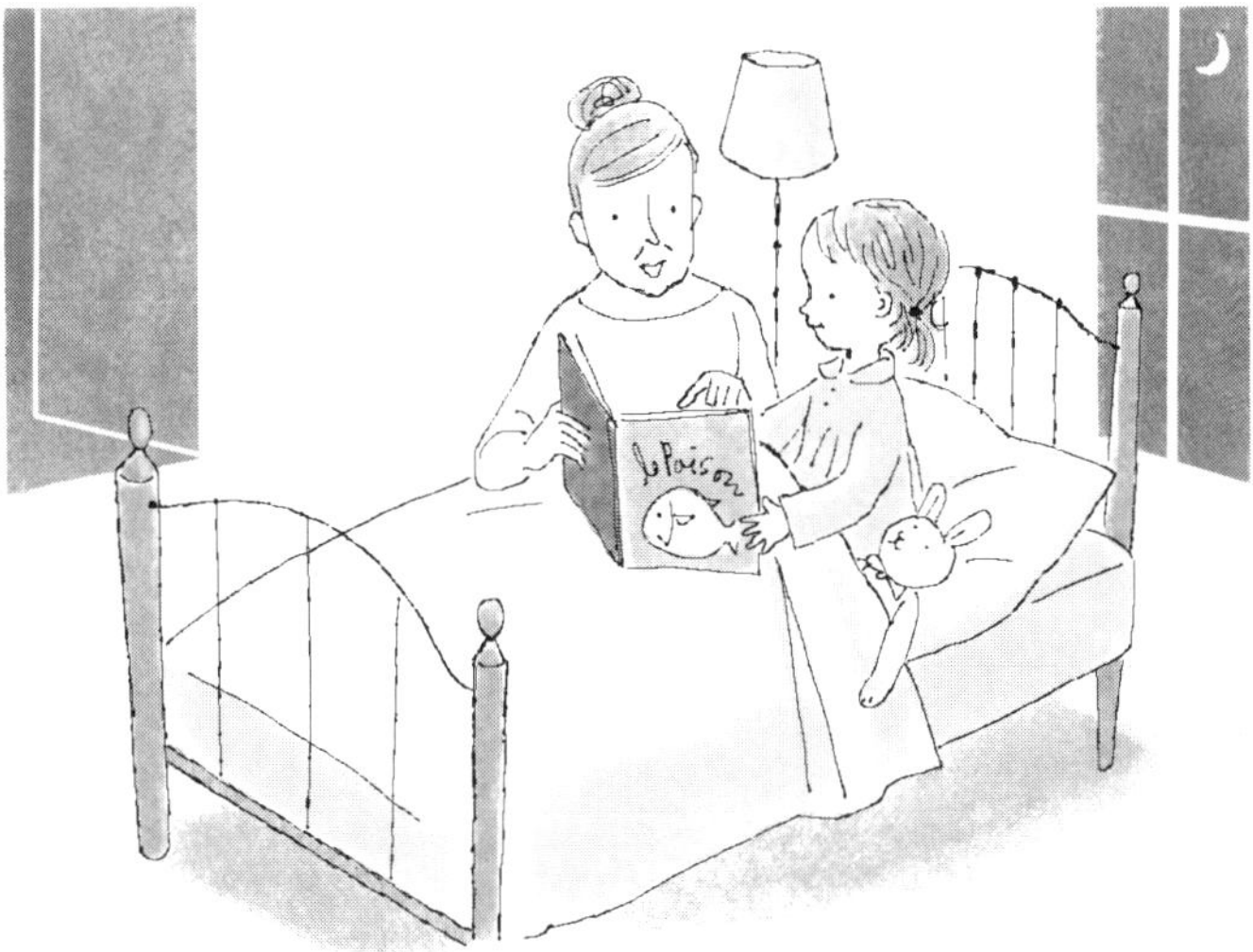

ルを決めて（例：月曜日はおばあちゃんが寝かしつけ係）、はじめに子どもが抵抗してもそのルールを変えなければ、たいていの子どもは受け入れるものです。

寝る前のルーチンは、親にとっても楽しい時間にしましょう。その時間を負担に感じるくらい心や体に余裕がない時には、親の間で分担し、別の時間に子どもと一緒に過ごす機会を作るようにしましょう。例えば昼食後にベッドで一緒にＤＶＤを観たり、夕食後にソファで寄り添う時間を持ったりすることで、子どもに特別な時間を作ってあげることができるはずです。毎夜やってくる寝る前の時間を悲しい時間にしないように。

優しくすることも時にはマイナスになる

親が病気になると、後ろめたさから子どもにおもちゃを買ってあげたくなったり、子どもが嫌がることについ甘くなったりするかもしれません。さらに、誰かに子どもの世話を頼んだ際、その人が子どもに甘く接することをとがめることはなかなか難しいことです。

子どもの年齢に合った限界を設けたり、日課を守らせたりすることは、子どもの成長にとって大切なメッセージを伝えることでもあります。それは、その子が欲求不満な気持ちをちゃんと心に抱えていられることを信じている、というメッセージです。そういった欲求不満な気持ちに向き合うことで、子どもはそうした気持ちに対処する力を持てるようになります。

がっかりした気持ちを整理すること、親が設定した限界を守ること、健康的な日課を守って生活することは、子どもの自信を伸ばします。

小学生（七歳から十二歳）

学童期の子どもは、たくさんの新しい能力を身につけていきます。国語、算数、理科のような勉強の能力や、楽器を弾いたり、絵を描いたりする芸術的な能力、運動能力や社会的なスキルなどです。また、子どもは、〝学び方〟を学びます。練習することや一生懸命頑張ることの価値を学んでいくでしょう。

親としては、自分の病気の負担をおしてでも子どもの学びを応援したいと思うでしょう。子どもは親の応援をあてにした忙しいスケジュールで動きます。親の病気や治療が子どもの予定を妨げてしまう時は、子どものスケジュールを簡略化するか、他の大人の手助けを得るかバランスをとることが重要です。

連携したサポートが重要

この年代の子どものほとんどの活動は家の外のもので、家族のサポートを必要とします。あなたと周囲の大人がネットワークを組んで、切れ目なくサポートできるのが理想です。安定した〝縁の下の力持ち〟的なサポートは、子どもへの大切な贈り物です。

子どもは、親が病気になった後も、病気になる前と同じ対応をせがむかもしれません。あなたの大変さなどお構いなし、と感じるかもしれませんが、子どもから親への期待が大きいのは、その子が親や家族から愛されていると感じている証拠です。

ルールが重要

この年代の子どもには、〝ルール〟と〝公平性〟が、重要な意味を持っています。親が病気でいつもどおりのことをしてくれないことは、〝ルール違反〟で〝不公平〟に感じられるのです。

そういった子どもの心情を理解した上で、親としても病気は残念なことであると話し、子どもの怒りを、親に対してではなく病気に向けるようにします。病気を理解して協力してもらえると、とても助かると伝えましょう。病気で当初予定したことはできなくなったとしても、代わりにできることはないかを話し合いましょう。こういうことを理解していくことは、子どもの成長にとって大切なことなのですから。

例えば、十歳の女の子は、母親が春休みに手術を受けることになったため、予定していたディズニーランド旅行を取りやめなくてはならなくなりました。父親は代わりに夏休みに行こうと約束しました。

夏休みが近くなった頃、両親は娘を座らせて「お母さんの病状が悪くなっていて旅行ができない」と説明しました。「うそつき！」と、娘は不満を言いました。両親は「そうだね。約束が違うよね」と、娘のがっかりは当然の気持ちであると伝えた上で、「父さんも母さんも、旅行できるくらい元気になれるように、できるだけのことをやっているよ。ただ、みんなが願っているほどお母さんの回復がよくないんだ。やっかいな病気だよ」と話しました。

そして、外食や外出などのように、病気があってもできることと、旅行や治療経過のようにどうにもできないことについて話し合いました。家族はディズニーランドに行くことはできませんでしたが、近場のプール付きのホテルに泊まることにしました。

一生懸命が役に立つ

子どもは、「一生懸命頑張ることが成功のカギである」ということを学ぶ必要があります。達成感を経験することが自己肯定感（自分を認め、自分に自信を持つこと）を高める上で必須なのです。

スポーツでも、楽器の演奏でも、自分の得意な分野で練習すれば、自分が誇れるレベルのことを成し遂げられると知ることが大切なのです。親は、子どもの達成感を強める手伝いをしましょう。子どもの頑張りに、具体的な言葉で注目してあげましょう。「テストで難しい問題を解けたわね」「去年はプールを一往復するのがやっとだったけど、今年はすごいね」などです。

子どもには長所も短所もあります。子どもに自信をつけてあげるには、得意分野や興味のある分野を見つける手助けをし、その成長をサポートしてあげることです。好きな分野や得意な分野は、長く続くこともあれば、年々変わることもあるでしょう。重要なことは、子どもが学びと成長を体験することです。興味のある活動を見つけるのが早い子どももいれば、親の援助があっても見つけるのに苦労する子どももいます。両親、友人、先生などと話し合って子どもの芽を育てましょう。

一方、あまり多くの活動をさせるのは考えものです。習い事が多すぎると、子どもは努力に見合った上達や達成感を得ることができません。空き時間も大切です。自由な時間をどう楽しむかを学ぶことも重要な生活スキルなのです。

親の病気が、そういった子どもの活動の手助けの妨げになることもあるかもしれません。体調が悪くて子どもの話を充分に聞いてあげられなかったり、試合の応援に行ってあげられなかったりするかもしれません。そういう場合には、あなたが関心がないわけではないということを、子どもに伝えることが大切です。試合を見に行けなくて残念に思っていることや、薬の影響で体がだるい、などということを、はっきりと伝えます。

子どもと一緒に、病気に対して怒っても構いません。一緒にフラストレーションを表現することで、子どもとの連帯感が深まります。例えば、「痛み止めを飲むと眠くなって、○○ちゃんのお話をちゃんと聞いてあげられないの。ママも嫌だわ。ママがお話を聞きたくなさそうに見える？　そうじゃないのよ」などと伝えます。

他の大人を評価することを学ぶ

小学生の子どもは、家族以外の大人と関わる機会がたくさんあります。学校の先生、スポーツコーチ、友だちの親御さんなどです。そういった大人に関する子どものコメントを聞くことは重要です。

「マコト君のお父さんはとっても面白いんだよ」「サラちゃんのママはすぐ怒る」「図工の先生はひいきする」などです。その理由も聞いてみましょう。「マコト君のお父さんはどう面白いの？」「サラちゃんのママが怒った時、みんなは何をしていたの？　どうしてサラちゃんのママは怒ったのか教えて？」などです。

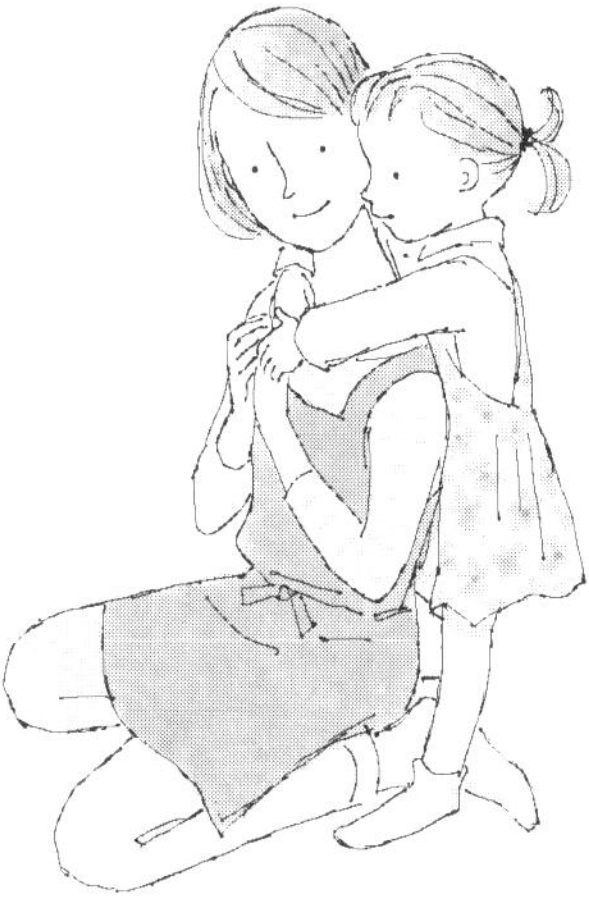

そうすることで、相手が節度ある大人であるか、子どもが不当な扱いを受けていないか、逆に、子どもが非常識な振る舞いをしていないか、などが見えてきます。

子どもはあっという間に成長して、親の知らない大人と過ごすようになります。小学校の年代に、世の中の大人に対する見方を教育しておくことが大切です。

親が病気の時、他の大人に子どもの世話を頼むこともあるでしょう。ある大人について子どもが不満や不快を口にしたり、何か恐れているように見える時は、耳を傾けて注意すべきです。相手の大人と話し合ったり、その人が他の子と一緒にいる時の様子を観察しながら、子どもの体験を理解しようと努めましょう。

子どもが親以外の大人に関して言う不満は、本当はあなたにしてもらいたかったことの表れであることもあります。例えば、習い事に親が送迎できずに友だちの親に頼んだ時、子どもは、本当は親に送迎してほしいという思いを、送迎をしてくれた友だちの親への不満という形で話しているのかもしれないのです。そういう時には、親であるあなたは、子どもの残念な思いを理解していることを伝えるのが、子どもにとっては支えになります。

自分の気持ちを表現する

七〜十二歳の子どもは情緒的に成熟し、幅広い感情を言葉で表現できるようになります。楽しく幸せな気持ちを持てることは素晴らしいことです。しかし、子どもの成長にとってもっと大切なのは、怒り、葛藤、悲しみなどの辛い感情を、安全かつ健全な方法で処理できるようになることです。

親の病気は子どもにとってストレスになりえますが、子どもがこの時期に出合う人生の困難は他にもたくさんあります。親の病気に限らず、辛い感情を表現できるようになることは、子どもが周囲に自分のニーズを理解してもらい、健全に成長するために大切なことなのです。

親は、子どもの感情に関する語彙力を豊かにする手助けをすることで、子どもの成長を助けることができます。あなた自身が、辛い感情を表現するようにして、よいお手本になってください。

例えば、「雨が降って泳ぎに行けなくなって残念だわ」「病院の待ち時間が長くてイライラしたわ。予約は一時だったけど三時まで診察してもらえなかった」「仕事のプレゼンテーションは緊張したけど、うまくいって気持ちがよかった」などです。

子どもが何か気持ちを表現したそうにしていたら、その気持ちに言葉をあててあげましょう。「コーチが試合に出してくれなくて、がっかりした？」「映画に行かないって言われて腹が立ったのね」「劇でセリフを忘れて恥ずかしかったと思うけど、他の親御さんは気づいてないと思うよ」などです。

ただし、その際には、子どもがあなたの言葉を訂正できるよう配慮してあげてください。

例えば、「ボクはセリフを忘れて恥ずかしく思ったんじゃないよ。悔しかったんだ。練習では間違えずに言えてたから」などです。

子どもを褒める機会も探してください。「今日はお友だちの家に行っちゃダメってママが言った時、がっかりしたと思うけど、物を投げたり怒鳴ったりせずに気持ちを話してくれてとても偉かったわ」などです。病気についても、子どもが色々な入り混じった感情を持っていることに、あなたが気づいているということを伝えてあげてください。

感情を表す言葉を学ぶゲームもおすすめです。子どもと一緒に読む本に出てくる感情に関する言葉のリストを作って、子ども部屋に置いてみましょう。子どもが新しい言葉を使った時には、関心を示してあげてください。リストにその新しい言葉を追加してあげます。学校への連絡ノートに、そういう試みをしていることを書いて、担任の先生にも言葉の刺激をしていただけるようお願いしてみましょう。

色々な感情を表現した顔のイラストをキッチンなどに貼って、子どもがそのイラストに添えた言葉を使って気持ちを表現できるよう促すのもおすすめです。

怒りの感情を乗り越える

病気にまつわる心配や体調不良があると、親は普段よりイライラしやすくなっているかもしれません。子どもの上手なしかり方と、しかった後の対処を身につけることが大切です。「赤んぼうみたいなマネはやめて！」とか「いいかげんな子ね」などと、悪いラベルをつけてしかることは避けましょう。子どもは「赤ちゃん」呼ばわりや「いいかげん」呼ばわりされたことを覚えていて、怒りや羞恥心を持ち続けてしまいます。

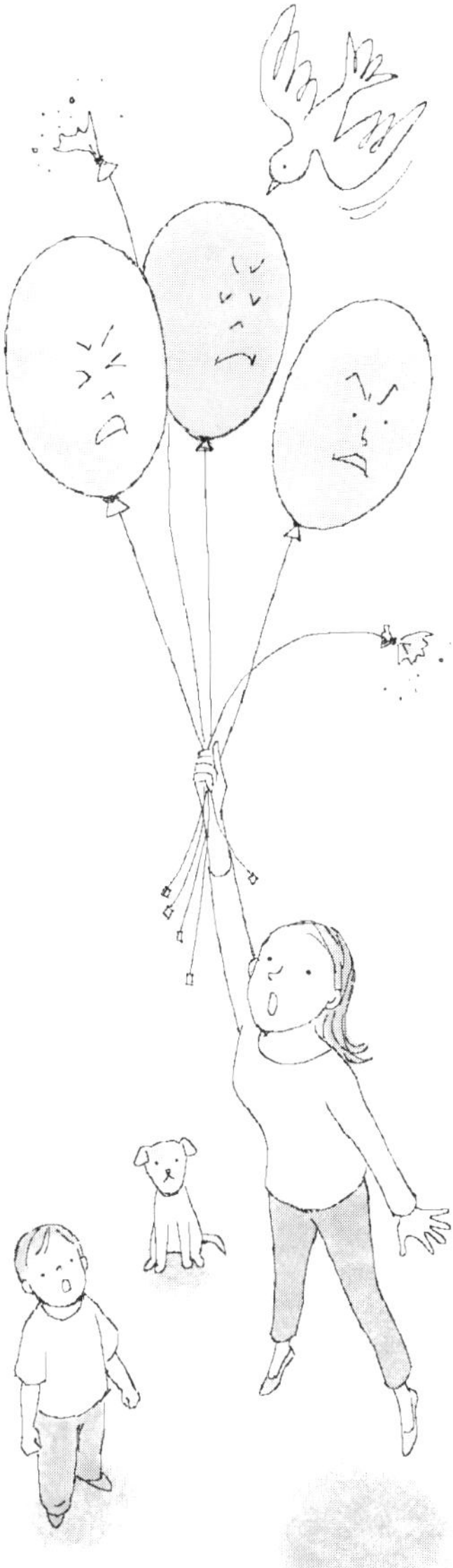

子どもが、自分や他人を傷つけずに怒りの感情を乗り越えられるよう手助けしましょう。適切な謝り方、後から後悔するような言葉を使わないこと、怒られることは嫌われることや拒絶されることとイコールではないこと、などを話し合いましょう。

子どもはどのように病気を理解するか

子どもは、病気を極めて単純に理解しがちです。この年代の子どもたちにとって、病気と言えば、風邪や中耳炎くらいのものです。また、「手洗いやうがいをしないとバイキンがついて病気になる」などと教えられています。こういった病気のイメージと、親がかかる深刻な病気とはずいぶんとイメージが異なります。

あなたの病気が子どもに感染する心配がないものであれば、まずはそのことをはっきりと伝えましょう。このような心配は、親の側から話してあげないと、言葉にされないまま子どもにつきまとい、親と距離ができる原因になります。

あなたの病気の原因が、遺伝、喫煙、事故など、子どもに理解できる原因とわかると、子どもは安心します。同じ病気にならないように、身を守るすべを考えることができるからです。

ただし、病気の原因は、通常一つではありません。タバコを吸う人がすべて肺がんになるわけではありませんし、スピードの出しすぎによる交通事故も、起こしたくて起こしたわけではありません。「あなたの親は○○のせいで病気になった」などという話を他の人から聞くと、子どもは辛い気持ちになります。子どもの話をよく聞いて誤解を解いたり、病気になって当然の人はいないということを伝えましょう。

親が受けている治療がどのようなもので、なぜその治療が必要なのかは、子どもに簡単に説明してあげるべきです。病気による症状と、治療による症状（副作用）をわけて説明することも有用です。治療のスケジュールとそれに伴う生活上の変化が予測できれば、子どもの気持ちはかなり安定します。

例えば「ママは三週間ごとに化学療法を受けるの。カレンダーに丸を付けておくわね。その時期は治療で起こる吐き気を押さえるために特別な薬をもらうのだけど、そのお薬は眠くなるから、その間は、パパに宿題を見てもらってね」などです。

手助けをすることが助けになる

この年代の子どもは、たくさんの新しいスキルを学びます。親は子どもにお手伝いをお願いできるようになります。それぞれの家庭によって異なりますが、洗濯物の取り入れ、布団の上げ下ろし、食器の準備、ごみ出し、などが年齢相応のお手伝いと言えるでしょう。

少数のお手伝いを継続してお願いするのがいいでしょう。お手伝いの目的は、家族のために役立てることがあるという自覚と誇りを持ってもらうことです。この目的のためには、お手伝いがどれだけ役立ったか、どれだけ嬉しかったかを強調して伝えてあげましょう。

「ごみを出してきてくれてすごく助かったわ」「お皿を並べてくれてありがとう。一緒に台所仕事をするのは楽しいわ」などです。

自分が役に立っていないという思いは、大人にとっても子どもにとっても辛いことです。家族の

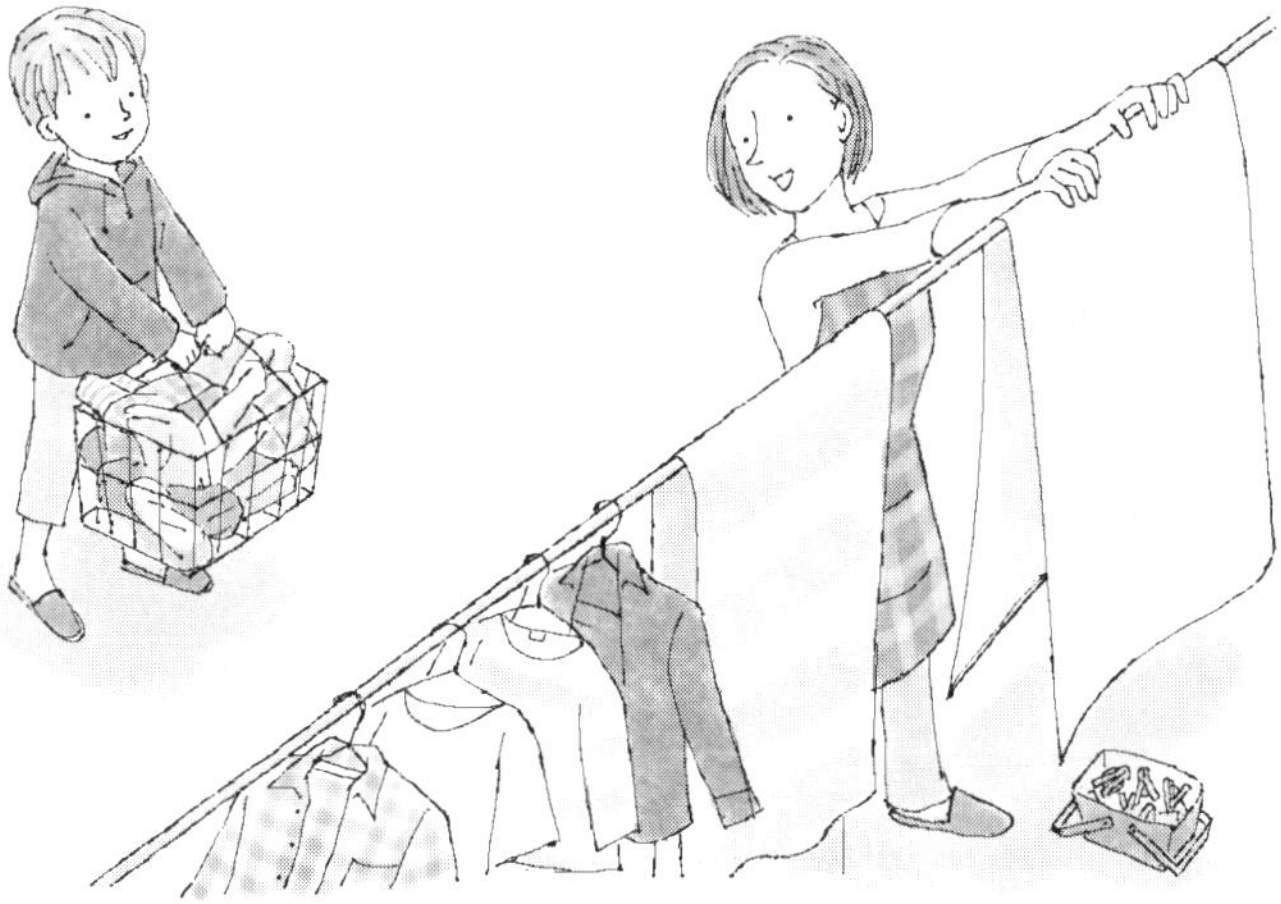

中に病気があると、各人が「自分は家族の役に立っていない（家族全体にとって、あるいは病気の人に対して）」という感覚を持ちやすいものです。

子どもに積極的に手助けをお願いし、その手助けに感謝することによって、家族皆にとってよい雰囲気を生み出しましょう。

思春期

この時期の子どもは、体つきは大人らしくなっても、まだ成長プロセスの途上にいます。精神的にはまだ大人になりきっていないのです。

この時期の発達について理解しておけば、思春期の子どもに何を期待できるかを考えたり、よりよい親子関係を続ける道筋をつけたりしやすくなります。また、親の病気のどんな情報を伝えることが、子どもの自立や心身の健康に役立つのかを理解しやすくなるでしょう。

思春期の子どもたちは、驚異的な変化を体験しています。体つきが変わり、アイデンティティ（自分とは何か、という認識）が形成され、意欲的に自立していきます。十代の子どもは、自分がどんな人間でどんな信念を持っているのかを自覚し始めますので、親の価値観を拒否したり、同年代の他の子の振る舞いや考えを批判したりしやすいのです。

この時期には、仲間グループの服装・態度・行動などが価値基準になり、親の感覚は「時代遅れでダサい」と見なされます。また、始終イライラしていたり、性的な関心が高まって異性を強く意識したりするようになります。

親の病気や治療について、子どもは一見、大人と同じように理解できているように見えます。しかし、これはあくまで病気について表面的で知的な理解ができているだけであって、病気が家族一人ひとりの生活や感情にどのような影響を与えるかまでの充分な理解にはいたりません。

大人のような物わかりのよさと、大人らしさを感じられない振る舞いとの食い違いは、思春期の発達の正常な側面なのです。親にとっては悩みのタネかもしれませんが……。

アイデンティティ(自分らしさ)の形成

思春期は、第二の分離期(親ばなれ)と言われます。

第一の分離期は、子どもが歩き方を覚えて親から離れられるようになる頃です。

この第二の分離期で、子どもは自立に向かって奮闘し、親とは違う自分なりの新しいアイデンティティを形成しようと試みます。しかし、この健常なプロセスが、親子関係を複雑にします。

十代のアイデンティティは、張り子のトラにたとえられることがあります。外側は丹念に飾られていても、内側は空っぽなのです。服装、髪型、見た目にエネルギーを注ぎますが、本当に重要なことは何なのかを説明させようとすると困ってしまいます。親が病気になった時、子どもは家族の健康と安全を最優先に考えてしっかりすることもあれば、親の病気と向き合うことを避けて他の活動に没頭してしまうこともあります。状況次第でどちらもありえることなのです。

親子の関係

幼い頃は何でも親に相談していた〝よい子〟も、思春期になると、親が自分を理解してくれるか疑いの目を持つようになります。気難しくて、親のアドバイスには耳も貸さずに怒り出すかもしれません。この時期の親子関係は複雑ですが、〝つながっている感覚〟を維持することが大切で、子どもは両親のどちらかに助けを求められることが必要です。

子どもが片方の親ばかりに親近感を抱くことはよくあることです。女の子が母親との方が話しやすいと思う「性差」の問題もあれば、大らかな親と一緒にいる方が落ち着けるといった「性格」の問題もあります。

子どもが片方の親と距離を取っている時に、もう一方の親（親密な方の親）が病気になってしまったら、子どもは親の病気をとても不安に思うかもしれませんし、孤独感を強く感じるかもしれません。こうした場合、問題を子どもとオープンに話し合うのが一番です。例えば、「あなたとお父さんが話をしにくいことは知っているわ。お母さんの入院中、どうしたらあなたはお父さんと話しやすくなると思う？」などです。

親もコミュニケーションを改善したいと思っていることを教えてあげましょう。ギクシャクしている関係の二人には、朝食中に一緒にお茶を飲む時間を作ったり、習い事への送迎の途中で話をさせるなど、ささやかな仕掛けが、コミュニケーションの改善に役立つかもしれません。もし二人の関係が数パーセントでも改善すれば、病気の辛さが和らぐことを教えてあげましょう。

残念ながら二人の溝があまりに深い場合は、その親に代わって頼れる相手を、他の家族、カウンセラー、友だちなどの中に探しておくのがよいでしょう。

親以外の重要な大人

十代の子どもが親以外の大人を慕うのは自然なことです。好きな先生・コーチ、親戚、友だちのお兄さん・お姉さん、友だちの親などです。子どもには、このような大人からのアドバイスの方が受け入れやすいことがしばしばあります。

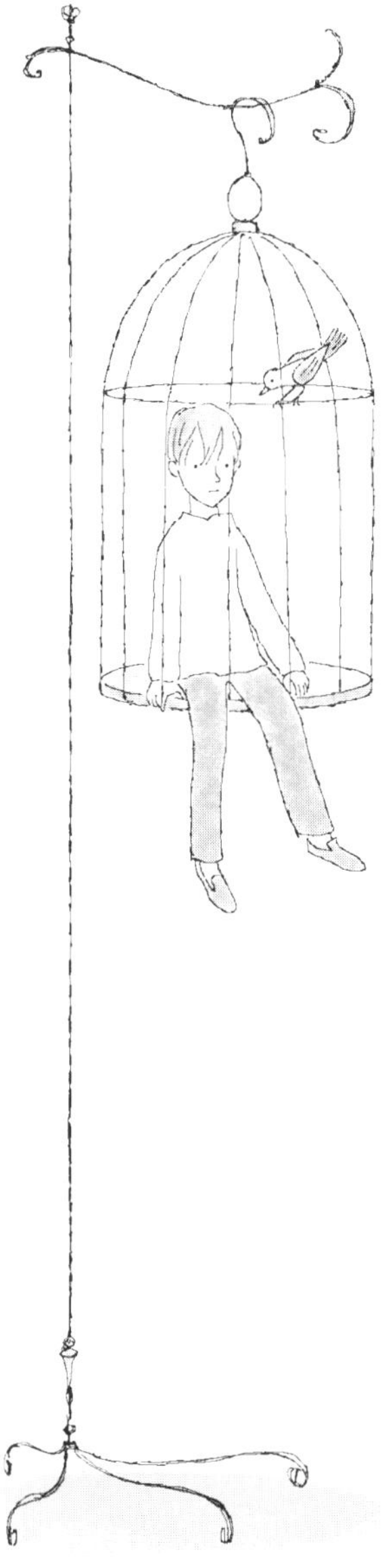

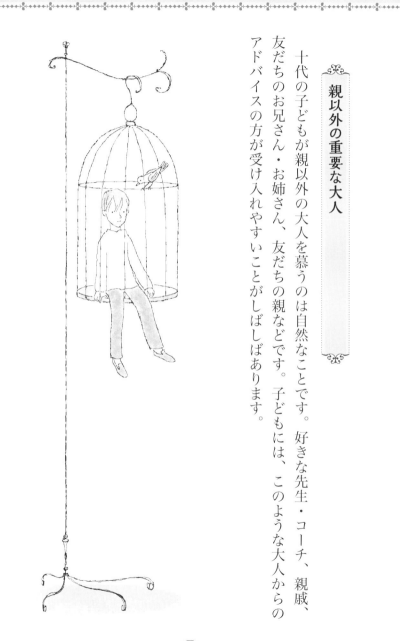

子どもが慕う大人が、子どものお手本になるようなしっかりした人物であれば願ってもないチャンスです。

できればその人に、病気や家族の状況の概略を伝えておくといいでしょう。その人は、子どもにとっても親にとってもありがたい存在になります。

同性・同年代の仲間関係

思春期の子どもは、仲間グループの中で自分らしさやアイデンティティを見つけていきます。高校時代はそういった仲間グループがたくさんあり、どのグループにもそのグループなりの服装のルールや遊び方があり、集まる場所も学校の内外で決まっています。

思春期の子どもたちは、悩み事を解決する上で、親よりも仲間グループを非常に頼りにしています。しかし、親の病気について誰にどれくらいまで話をするかは、子どもによってさまざまです。一～二人の親友だけに話す子が大半ですが、広範囲の友だちに話す子もいます。

自分の子どもがどんな友だちとつき合っていて、できればその子たちの親がどんな人か、できるだけ知っておきたいものです。親の目から見て、あまり好ましくない仲間グループもあるかもしれません。

しかし、全体的に見て、その仲間グループの子たちが、あなたの子どもを大切にしてくれているようであれば、子どもを彼らから引きはなすべきではないでしょう。親としてはその子たちを好きになれなくても、自分の子がその仲間たちに何を感じているのか理解しようとする姿勢が大切です。

例えば、ある十代の女の子は、自分が〝はぐれもの〟の女の子たちと一緒にいるのは、クラスの中心的な子たちよりも母親の病気に関する悩みをよくわかってくれるからだ、と話しました。それを聞いた母親は、娘が悩みをひとりで抱えていたことに気づきました。そして、娘が自分の気持ちを家でもっと話せるように配慮し、娘の希望を聞いた上でスクールカウンセラーに通わせるようにしました。また、娘と仲のよい女の子を夕食に招待しました。そうするうちに娘とその女の子はクラブ活動に一緒に参加するようになり、やがて新しい交友関係を広げるようになりました。

もし子どもが友だちについて話してきたら、その話に耳を傾けましょう。上手な聞き役になれれば、その子や仲間グループが抱えている悩みや楽しみを話してもらえるでしょう。親はあまり説教めいたことを言わないよう心掛けるべきですが、子どもの話と関連して親の考えや価値観を、できるだけ伝えておきたいものです。

また、十代の子は自分のことを話したがらなくても、学校の他の子のことなら進んで話す場合があります。その子の話を充分に聞いて、自分の子がどんなことを考えているのかを知る手がかりにしましょう。

思春期の無鉄砲さとうつと不安

思春期の子どもたちは、怖いものなしです。自分の身に悪いことが起こるとは想像もしておらず、事故やケガは他人事だと思っています。

親が病気にかかった際に、子どもが日々の不安をまぎらわす手段として、無鉄砲で危険な行為に手を染めてしまう可能性があります。親は注意を

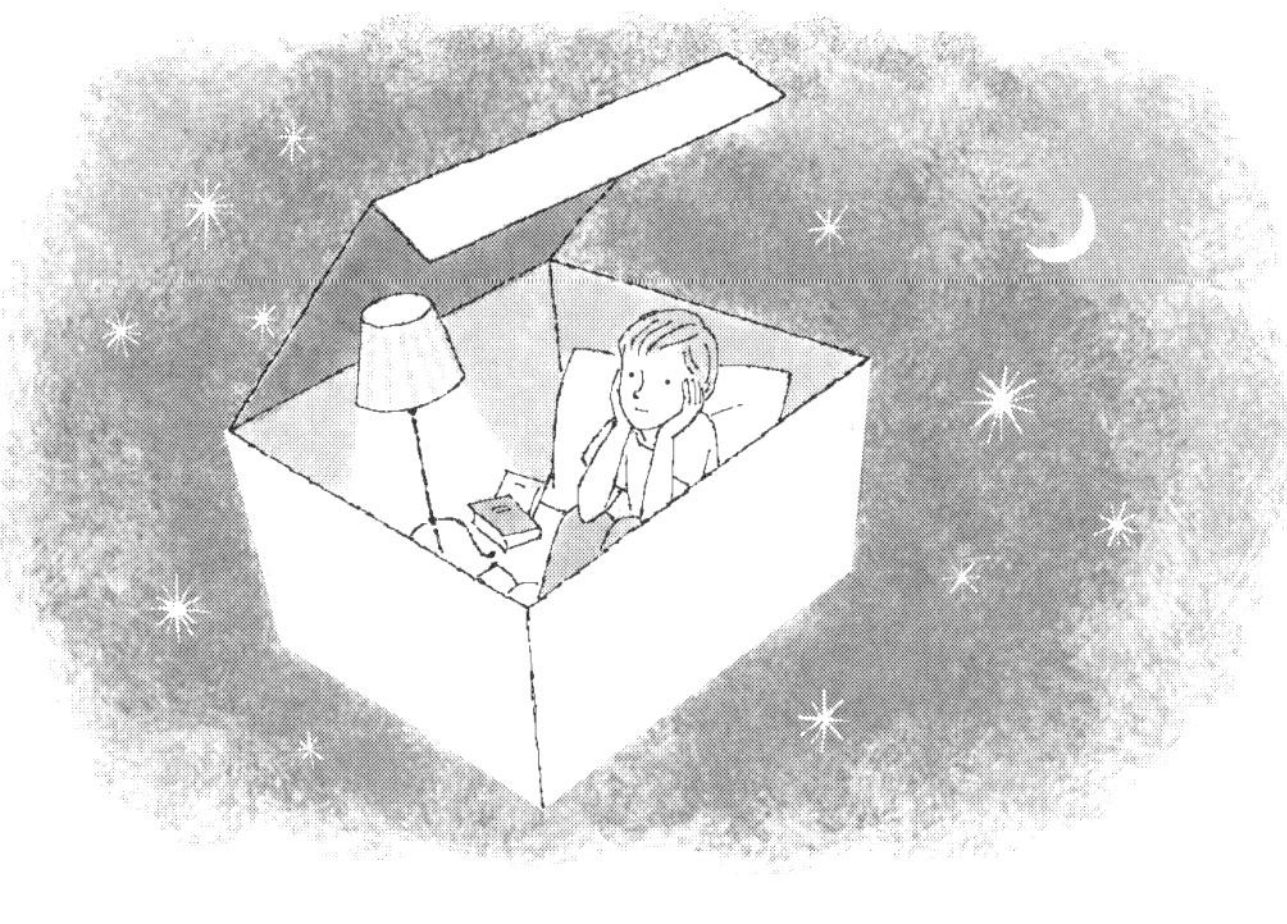

払い、必要に応じて専門家の助けを求めましょう。

また十代は、うつや不安になりやすい年代でもあります。うつになると、元気がなくなったり、家にこもりがちになったり、睡眠習慣や食欲が変化したりします。気持ちが落ち込んでいると話してくることもあります。

他方、親に心配をかけたくなくて、落ち込んでいることを隠すこともよくあります。ひとりで音楽を聴いて過ごしていたり、何となく夜更かししているといった具合です。ただし、これはうつの症状だけではなく、普通の思春期の子どもにも見られる行動で、区別はなかなか難しいものです。

学校や友人関係では大きな不安に悩まされていながら、家では一見元気に振る舞っていたり、いつもよりも家にいることが多くてよくお手伝いをしてくれているな、くらいにしか見えないこともあります。

そのため、親は子どもに不安や落ち込みについて、率直に尋ねるのがよいでしょう。どんなことを考えているのか、どんな気持ちなのか、教えてほしいと伝えるのが最初の一歩です。

専門家に援助を求めることも時には大切です。

子どもの発達と対応

お子さんの発達に合わせた対応や話し方を心掛けましょう。

- **乳児**…たくさんの人のお世話で成長します。離れていても絆を感じられる工夫を。
- **1〜2歳**…一貫したルールを持ちましょう。
- **未就学児**…「自己中心的思考」を踏まえて、適切な説明をしてあげます。寝る前の時間を楽しくしましょう。
- **小学生**…親は他の大人と連携を。ガマンと達成感を体験させ、気持ちの表現法を学ばせましょう。
- **思春期**…第二の分離期(親ばなれ)。親よりも仲間に価値をおく時期で、大人びた態度と子どもっぽい中身。子どもの仲間関係を尊重し、親以外の大人からの刺激も大切にしましょう。

訳者あとがき

本書は、ハーバード大学附属病院であるマサチューセッツ総合病院の〝親が病気の時の子育て支援プログラムParenting at a Challenging Time（PACTプログラム）〟のメンバーによって執筆され、PACTに相談に来た患者さんやご家族に渡される資料の一つになっています。

留学中、私は数カ月にわたってPACTのカンファレンスに参加させてもらっていました。そこで感じたことは、お子さんのことで相談にいらした病気の親御さんの語りの中に、お子さんのことだけでなく、そのご家庭のストーリーすべてが凝縮されているということでした。

「病気が家に入るとコミュニケーションが逃げていく」という言葉がありま

す。がんなどの重大な病気にかかった患者さんの中には、ご家族への気遣いや負い目のためか、ご自身の悩みを相談することをためらう方が少なくありません。そんな中で、「子どものために」という動機は、ご自身の不安と向き合い、相談の扉を叩く勇気をもたらしてくれるのだということを感じました。

本書の翻訳では、慶應義塾大学医学部精神・神経科心理研究室のメンバーや、同院ＳＫｉＰチーム（がんの親をもつ子どもに対する多職種サポートチーム）に協力いただき、医師、看護師、心理士など多くの職種で取り組むことができて幸いでした。日本の実情にあわせた改編の工夫もできました。

創元社の渡辺明美さんには、翻訳のご相談を持ちかけたその瞬間から、熱烈な理解と支援をいただき、深く感謝しています。

本書がご病気の方、ご家族・ご友人、医療・福祉・教育従事者などに少しでもお役に立ち、「病気になっても安心して暮らせる社会」の実現の一助になることを願っています。

訳者を代表して

慶應義塾大学医学部精神・神経科心理研究室代表　藤澤大介

◉ 翻訳者リスト(五十音順)

阿部 晃子	慶應義塾大学医学部精神・神経科／緩和ケアセンター
加藤 佑昌	専修大学／武田病院
川原 庸子	慶應義塾大学医学部精神・神経科
木崎 英介	医療法人財団厚生協会　大泉病院精神科
住山 眞由美	桜町病院精神神経科
竹内 恵美	慶應義塾大学医学部精神・神経科／国立がん研究センター
竹内 麻理	慶應義塾大学医学部精神・神経科／緩和ケアセンター
田中 智里	慶應義塾大学医学部精神・神経科
田村 法子	慶應義塾大学医学部精神・神経科／日本精神神経学会
西山 豪	心の杜・新宿クリニック
林 公輔	学習院大学文学部心理学科
藤崎 ちえ子	徳島文理大学心理学科
藤澤 敦子	臨床心理士
藤澤 大介	慶應義塾大学医学部精神・神経科／緩和ケアセンター／医療安全管理部
三浦 聡太郎	心の杜・新宿クリニック
水野 雅之	東京家政大学子ども学部
三井 水	銀座メンタルクリニック／こまち臨床心理オフィス
宮腰 恵	聖マリアンナ医科大学神経精神科
宮島 加耶	桜町病院精神神経科

Supporting Kids of Parents with cancer KEIO
(SKiPチーム:慶應義塾大学病院がんの親をもつ子どもに対する多職種サポートチーム)

◉ 著者紹介

ポーラ・ラウフ（Paula Rauch）

ハーバード大学医学部准教授、同大学附属病院（Massachusetts General Hospital）小児精神科医。同院の"親が病気の時の子育て支援プログラム（Parenting at a Challenging Time:PACT）"の創始者、プログラム・ディレクター。

アンナ・ミュリエル（Anna Muriel）

ダナ・ファーバーがん研究所（ハーバード大学附属がん研究所）小児精神腫瘍部長、ハーバード大学医学部講師。

子《こ》どもを持《も》つ親《おや》が病気《びょうき》になった時《とき》に読《よ》む本《ほん》

伝《つた》え方《かた》・暮《く》らし方《かた》・お金《かね》のこと

2018年4月20日　第1版第1刷発行

著　者	ポーラ・ラウフ アンナ・ミュリエル
訳　者	慶應義塾大学医学部心理研究グループ
発行者	矢部敬一
発行所	株式会社　創元社 本　　社　〒541-0047　大阪市中央区淡路町4-3-6 TEL.06-6231-9010（代）　FAX.06-6233-3111 東京支店　〒101-0051　東京都千代田区神田神保町1-2　田辺ビル TEL.03-6811-0662（代） http://www.sogensha.co.jp/
印刷・製本	株式会社　太洋社

ISBN978-4-422-11677-8 C0011